健康苏州行动

彭浩　周慧　吴蕾 / 主编

母婴保健

健康领域的揭幕战

MUYING BAOJIAN
JIANKANG LINGYU DE
JIEMUZHAN

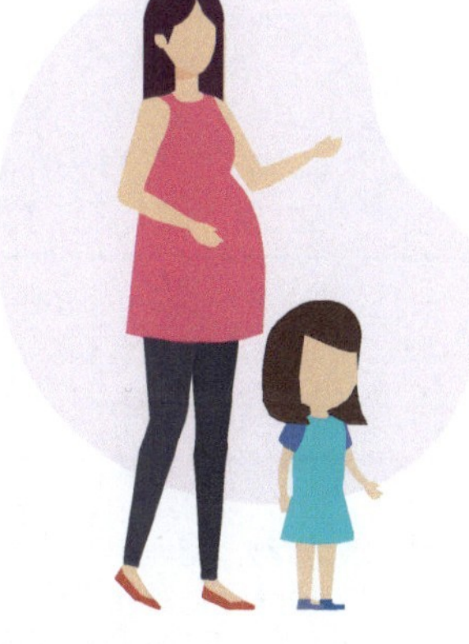

苏州大学出版社
Soochow University Press

图书在版编目(CIP)数据

母婴保健：健康领域的揭幕战／彭浩，周慧，吴蕾主编. --苏州：苏州大学出版社，2024.8(2024.10重印). --(健康苏州行动／彭浩，黄桥梁主编). --ISBN 978-7-5672-4872-4

Ⅰ. R17

中国国家版本馆 CIP 数据核字第 2024R9P693 号

母婴保健——健康领域的揭幕战

彭 浩 周 慧 吴 蕾 主编

责任编辑 王 娅

助理编辑 刘婷婷

苏州大学出版社出版发行

(地址:苏州市十梓街 1 号 邮编:215006)

广东虎彩云印刷有限公司印装

(地址:东莞市虎门镇黄村社区厚虎路 20 号 C 幢一楼 邮编:523898)

开本 890 mm×1 240 mm 1/32 印张 7.125 字数 189 千

2024 年 8 月第 1 版 2024 年10月第 2 次印刷

ISBN 978-7-5672-4872-4 定价:39.00 元

图书若有印装错误,本社负责调换

苏州大学出版社营销部 电话:0512-67481020

苏州大学出版社网址 http://www.sudapress.com

苏州大学出版社邮箱 sdcbs@suda.edu.cn

“健康苏州行动”丛书

主编　彭　浩　黄桥梁

《母婴保健——健康领域的揭幕战》编写组

主　编　彭　浩　周　慧　吴　蕾

副主编　陈　园　陈东辉　陈　纯　金丽燕
　　　　　叶　刚　虞　晴

编　者　（排名不分先后）

陈　园　苏州市第五人民医院
陈东辉　苏州工业园区疾病防治中心
陈　纯　苏州工业园区斜塘社区卫生服务中心
陈启宇　苏州工业园区疾病防治中心
陈　诗　苏州卫生职业技术学院
黄桥梁　苏州市疾病预防控制中心
金丽燕　苏州大学附属第二医院
蒋　敏　苏州工业园区斜塘社区卫生服务中心
彭　浩　苏州大学
钱　虹　苏州工业园区疾病防治中心
孙雨玥　苏州工业园区疾病防治中心
树明华　苏州工业园区疾病防治中心
施　芹　苏州大学附属第四医院
佟　昕　苏州工业园区疾病防治中心
周　慧　苏州工业园区疾病防治中心
吴　蕾　苏州工业园区疾病防治中心
周冠华　苏州工业园区娄葑社区卫生服务中心
王桂荣　苏州工业园区金鸡湖社区卫生服务中心
徐树霞　苏州禧华妇产医院
叶　刚　苏州市广济医院
虞　晴　苏州九龙医院/苏州禧华妇产医院
张戴瑒　苏州工业园区疾病防治中心
张何威　苏州大学附属儿童医院

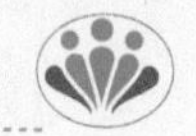

序

PREFACE

健康是促进人的全面发展的必然要求，是经济社会发展的基础条件。实现国民健康长寿是国家富强、民族振兴的重要标志，也是全国各族人民的共同愿望。2016 年 10 月 25 日，中共中央、国务院联合印发《“健康中国 2030”规划纲要》（以下简称《纲要》），明确提出了加强健康教育，提高全民健康素养的部署。其中“共建共享、全民健康”是建设健康中国的战略主题。《纲要》的核心是以人民健康为中心，坚持以基层为重点，以改革创新为动力，预防为主，中西医并重；把健康融入所有政策，人民共建共享的卫生与健康工作方针；针对生活行为方式、生产生活环境以及医疗卫生服务等健康影响因素，坚持政府主导与调动社会、个人的积极性相结合，推动人人参与、人人尽力、人人享有；推行健康生活方式，减少疾病发生，强化早诊断、早治疗、早康复，实现全民健康。

健康教育是一项低投入、高产出、高效益的保健措施。健康教育通过改变有害健康的行为和生活方式，进而促进健康水平的提高。相较于通过手术、药物等需要高昂费用维持或提高健康水平的手段，从成本、效益角度分析，健康教育所需要的成本投入远远小于前者，但其所带来的健康收益却十分明显。在掌握健康知识，做出科学的健康决策，采纳正确的健康行为后，很多疾病都可以得到有效的预防。

随着我国国民经济快速发展，政府对卫生事业投入力度大幅增加，我国公民健康水平得到显著提升。但不容忽视的是，我们的公共卫生事业发展与人民群众的健康需求相比还有较大差距。目前，由心理因素、生活方式、行为因素等引起的慢性非传染性疾病在不断增加。而通过健康教育，可以激发大众接受并利用健康信息，形成维护自我健康的意识，从而选择有益于健康的行为，最终保持健康。如果仅仅将"防病治病"作为实现健康的途径，仅会有少部分患者或受疾病威胁的人增进健康，无法实现"人人健康"的目标。而通过全民和终身的健康教育，提高全民的自我保健意识并发展生活技能，则可以真正提高全民的健康素质，最终达到"人人健康"的目标。要强化个人健康责任，提高全民健康素养，引导形成自主自律、符合自身特点的健康生活方式，有效控制影响健康的生活行为因素，形成热爱健康、追求健康、促进健康的社会氛围。

"健康苏州行动"是一套包含慢性病、肿瘤、传染病、妊娠相关疾病、婴幼儿常见病防治及突发公共卫生事件和意外伤害应对的科普丛书，其编写参考了最新的循证医学证据和临床指南，配合卡通图解，增加了阅读趣味，提高了可读性，能够让读者比较轻松地获取知识。

祝愿该丛书的编写出版能为健康教育工作提供帮助，能为我国健康教育事业再添新力量，能够提高民众的健康素养，增强民众的自我健康管理能力，从而助推"健康中国"建设向着"共建共享、全民健康"的美好愿景不断前进！

苏州市卫生健康委员会副主任、党组成员
苏州市疾病预防控制局局长
苏州市疾病预防控制中心主任、党委书记
刘箴

前言

PREFACE

妇女儿童健康是人类持续发展的前提和基础，妇幼健康指标不仅是国际上公认的基础性健康指标，更是衡量社会经济发展的重要综合性指标。母婴健康是很多家庭都关注的重点，是全生命周期健康的基础。随着社会发展和科技进步，医学模式不断转变，人们对母婴健康的重视程度也在不断提高。中共中央、国务院发布《“健康中国2030”规划纲要》，健康中国行动推进委员会制定了《健康中国行动（2019—2030年)》，其中对于妇幼健康尤其是孕产妇和儿童健康的保障与提升提出了明确的要求和目标。作为国家战略的重要组成部分，保障妇女儿童健康不仅关系到亿万家庭的幸福与和谐，也直接关系到国家的长远发展和社会的稳定与繁荣。党的二十大报告和二十届中央财经委员会第一次会议都明确提出了优化人口发展战略，旨在建立生育支持政策体系，降低生育、养育、教育成本，为人民群众创造更好的生育环境。这体现了党和政府对人口问题的深刻认识和高度重视，也反映了国家对于人口发展的长远考虑和战略眼光。同时，生命早期健康教育对于生命远期疾病的预防有很重要的意义，所以能否把握住生命早期，对于全生命周期健康、提高人口素质都有着重要的意义。

本书针对常见的、居民感兴趣的重要知识点，采取一问一答的形式，从国家基本公共卫生服务、病因、预防、诊断、治疗和预后全维度解读我国孕产妇常见病和婴幼儿常见病，并参考了最新的循证医学证据和临床指南，由浅入深。本书以文字叙述为主，配合卡通图解，增加了阅读趣味，提高了本书的可读性，让读者能够比较轻松地获取知识。希望本书有助于提高居民对母婴常见病的认知，了解和丰富健康知识，增强健康意识和自我健康管理能力。

目 录

CONTENTS

第一篇 母婴健康管理

第二篇　孕期健康

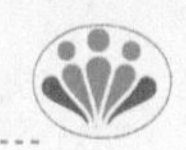

第三篇　婴幼儿健康

第一篇

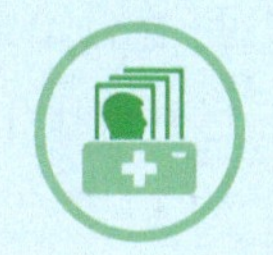

>>> 母婴健康管理

第一章　孕产妇健康管理

1. 怎样做好备孕?

每位母亲都期待孕育一个健康、聪明的小宝宝，但我国每年新增的先天性残疾儿童就有80万~120万，先天性智力障碍患儿已达3 000万，且每年以2%的比例增长。因此，在准备要宝宝的前3~6个月，就可以提前做好优生优育检查，尽早排除潜在风险。

孕前优生健康检查是为准备生育的夫妇提供的一系列优生保健服务，包括优生健康教育、病史询问、体格检查、临床实验室检查、影像学检查、风险评估和咨询指导等。具体内容如下：

（1）女性

① 疾病史、家族史、生活方式等基本信息采集；

② 身高、体重、心肺功能等体格检查；

③ 生殖系统检查；

④ 阴道镜检查，包括白带常规、淋球菌、支原体、衣原体、液基薄层细胞学检查（thin-prep cytology test，TCT）、人乳头瘤病毒（human papilloma virus，HPV）检测；

⑤ 血常规、血型检查、血糖测定；

⑥ 尿常规检查；

⑦ 肝功能、肾功能（血肌酐）检测；

⑧ 甲状腺功能（促甲状腺激素）检测；

⑨ 乙型肝炎血清学五项检测，以及梅毒螺旋体、艾滋病病毒（human immunodeficiency virus，HIV）检测；

⑩ TORCH 优生优育检测，包括弓形虫（TOX）、风疹病毒（RV）、巨细胞病毒（CMV）和单纯疱疹病毒（HSV Ⅰ、HSV Ⅱ）检测。母亲在妊娠期间发生 TORCH 感染，可能会导致胎儿流产和出生缺陷，尤其以孕早期 TORCH 感染对胎儿的影响最大。

（2）男性

① 疾病史、家族史、生活方式等基本信息采集；

② 身高、体重、心肺功能等体格检查；

③ 生殖系统检查；

④ 血型检查；

⑤ 尿常规检查；

⑥ 肝功能、肾功能检测；

⑦ 乙型肝炎血清学五项检测，以及梅毒螺旋体、艾滋病病毒检测。

备孕期间可从以下几个方面着手：

【孕前开始补充叶酸】

补充叶酸，能有效预防宝宝神经管畸形。建议备孕女性从孕前 3 个月开始每天服用 0.4 mg 叶酸，至少坚持服用到孕后 3 个月，最好能在整个孕期都持续服用。如果备孕女性曾经生过神经管畸形的儿童或正在服用抗癫痫药物，应每天吃 4 mg 叶酸。此外，还可多摄入富含叶酸的食物，如动物肝脏或肾脏、鸡蛋、豆类、绿叶蔬菜、水果及坚果等。

【坚持健康饮食】

饮食要均衡，不偏食，不挑食。饮食清淡，少油少盐，粗细荤素搭配均衡。每天坚持喝奶，吃大豆或豆制品，多吃蔬菜、水果和薯类，适当增加海产品的摄入。

【注意居住环境】

孕前及孕期不住新装修的房间，要远离不利环境因素（包括农药，铅、汞等重金属，射线、噪声和高温）。尽量不染发，不密切接触猫、狗，最好不使用电热毯，不洗桑拿浴。

【保持健康行为】

早睡早起，戒烟戒酒，远离吸烟人群和毒品。保持心态平和、放松。

2. 不同孕周应该做哪些检查?

怀孕之后要做什么检查？很多准妈妈对此一头雾水，询问周围有经验的朋友，却得到模糊的答案，导致好多准妈妈从孕期到生产都是懵懵懂懂的。今天我们来好好梳理一下产检流程以帮助大家快速了解这些内容。

（1）确认妊娠

【孕1~5周】确认怀孕。

如果您的月经没来，不要着急，可以先买个验孕棒进行自测，看看是否显示两条杠，然后再去医院抽静脉血查人绒毛膜促性腺激素（human chorionic gonadotropin，HCG）水平。

【孕6~7周】确认宫内孕。

通过B超检查确认是否为宫内孕、胎心和胎芽是否发育正常，抽血检查HCG水平是否正常增长。通常医生会根据末次月经时间推算出预产期（计算方式：末次月经第1日算起，月份减3或加9，日数加7）。在之后的孕期中，一般需要进行5次超声检查。在孕早期，因胎儿较小，进行超声检查时需要憋尿，而在3个月后的超声检查中一般就无须憋尿了。

（2）孕早期健康检查

【孕11~12^{+6}周】建卡。（准妈妈空腹前往居住地的社区医院建卡。）

国家基本公共卫生服务免费项目：一般体格检查、产科检查、血常规、尿常规、血型、肝功能检测、肾功能检测、乙型肝炎病毒检查。

其他检查项：颈项透明层（nuchal translucency，NT）。通过NT彩超检查胎儿颈后透明层厚度，及早发现胎儿神经管缺陷等异常状况。数值小于3 mm为正常范围。在进行此项检查时，注意要空腹、憋尿。

温馨提示：建卡时所需材料有夫妻双方身份证、结婚证、户口本、生育登记服务单。

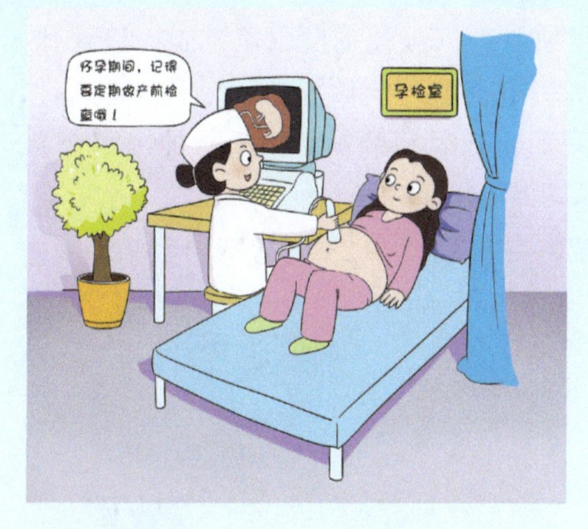

（3）孕中期健康检查

【孕16～20周】

国家基本公共卫生服务免费项目：一般体格检查、产科检查和血、尿常规检查。

其他检查项：唐氏筛查、无创DNA检测。通过化验孕妇血液母体血清，并结合孕妇的年龄、体重、孕周等方面来判断胎儿患先天愚型、神经管缺陷的危险系数。

【孕21～24周】

国家基本公共卫生服务免费项目：一般体格检查、产科检查和血、尿常规检查。

其他检查项：胎儿系统超声筛查（孕20～24周），筛查胎儿的严重畸形。系统全面的胎儿超声检查，即“大排畸”，能检查出绝大多数的胎儿畸形，如四肢、内脏器官和面部等严重缺陷。有条件的医院可开展针对胎儿心脏的检查，在检查有无单腔心的基础上，还可以检测心脏左右室流出道及三血管切面，排除大血管转位等复杂心血管异常疾病。

温馨提示：检查前建议吃饱饭，通过尝试与宝宝沟通、适当运动或吃一些甜食（如巧克力）让宝宝兴奋起来。

【孕25～28周】

重点检查项目：口服葡萄糖耐量试验。检查孕妈妈有没有患妊娠期高血糖。检查前一天晚上10点后不能进食、喝水。空腹进行第一次采血后，喝葡萄糖水（5分钟内喝完），从第一口开始计时，一定要看好时间准时抽血！

温馨提示：一般建议孕28周后开始数胎动次数。

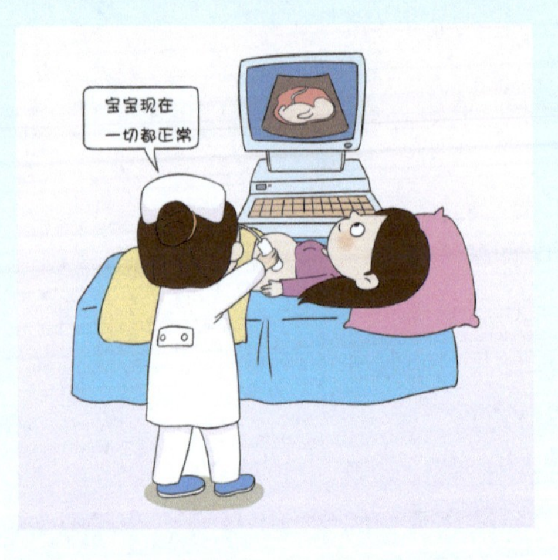

（4）孕晚期健康检查

【孕29～36周】

国家基本公共卫生服务免费项目：一般体格检查、产科检查

和血、尿常规检查。

孕32周开始，进行定期胎心监护检查。胎心监护的时候，如果宝宝没有活动，可以轻轻拍拍肚子和宝宝互动，唤醒宝宝。

【孕37～40周】

国家基本公共卫生服务免费项目：一般体格检查、产科检查和血、尿常规检查。

从孕38周左右开始，胎位会固定，胎儿会入盆，准妈妈要做好随时分娩的心理准备。根据胎位确定分娩方式，特别注意小腹疼痛、出血等情况，静待宝宝的降临哦！

怀孕是一个漫长的过程，为确保妈妈和宝宝健康，建议妈妈们必做的项目一定要检查。最后，祝各位准妈妈们的产检之路一路绿灯哦！

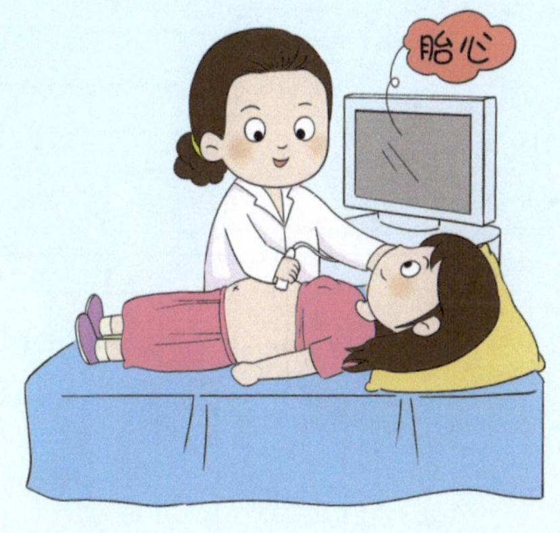

3. 什么是孕产妇五色分级管理?

很多建立《母子保健手册》的孕妈妈可能会发现，自己的保健手册上会贴一张有颜色的标签。那么，这些颜色代表什么？每个颜色又有何区别呢？

孕妈妈在孕早期（孕12^{+6}周前）建立《母子保健手册》，并进行第一次孕期检查。医生通过询问病史、详细的体格检查和必要的实验室检查，来筛查是否有高危因素，并确定妊娠风险等级。为了规范管理，孕产妇按绿（低风险）、黄（一般风险）、橙（较高风险）、红（高风险）、紫（传染病）5 种颜色进行分级标识，简称“五色法”管理。这样既可迅速识别孕产妇的风险等级，又能及时进行干预和治疗，保障孕产妇安全，同时降低孕产妇死亡率。

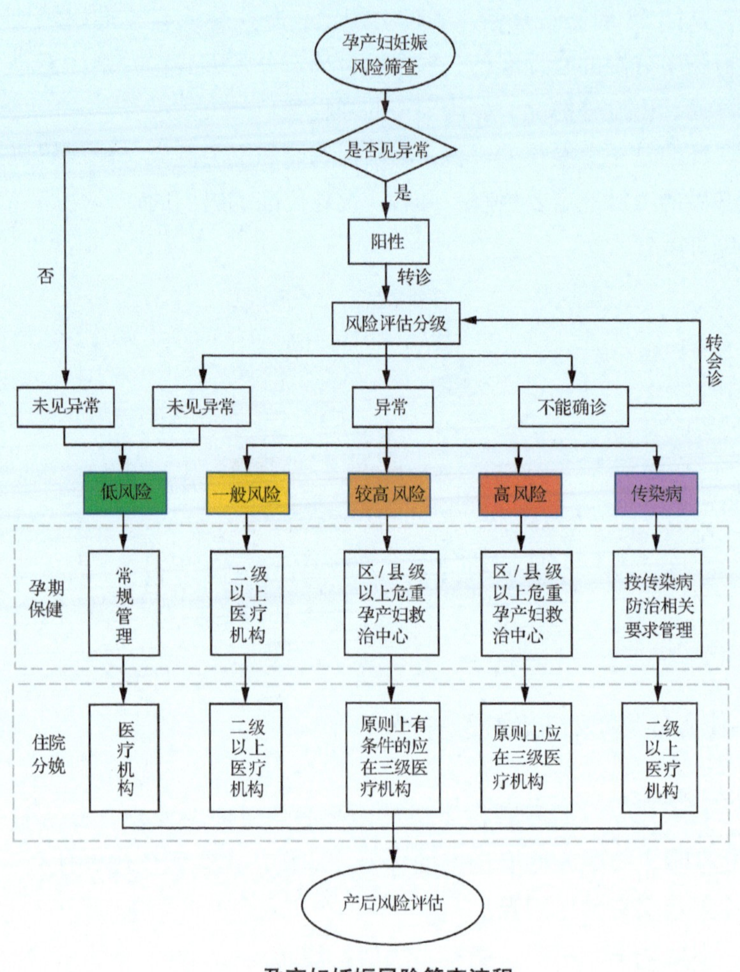

孕产妇妊娠风险筛查流程

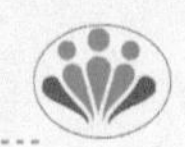

高风险孕妇妊娠期，某些高危因素的存在会对母胎造成一定的影响。因此，其产检次数会较正常妊娠孕妇多。如果妊娠风险等级颜色是绿色，孕期产检次数可以按照正常标准进行。但如果妊娠风险等级颜色为黄色、橙色、红色、紫色，则产前检查次数应增加，且胎心监护项目等需要提前开始，以确保孕妇和胎儿的安全。

有高危因素的孕妇们看到“高危”二字也不用太焦虑，因为医院在围产期管理上实行了严格的质量管控。一般来说，准妈妈们只需积极了解孕产期知识，真正认识到产前保健的重要性，提高自我保护意识和能力，并定期进行正规产检，遵医嘱进行及时治疗等，就能避免可能出现的异常情况。早期发现、早期诊断、早期治疗对于保障母婴的安全非常重要。

4. 自然分娩有什么好处?

分娩是一个自然、正常、健康的生理过程。对每个准妈妈来说，它是一件既兴奋又害怕、既幸福又痛苦的事情。但是每一个人对分娩的理解、想象都可能不同，而且从旁人的讲述中也会获得各种各样的看法。这些因素使得准妈妈对分娩时的疼痛产生恐惧心理，从而使得大多数准妈妈为了尽量减轻分娩时的痛苦而选择剖宫产，轻易地放弃了自然分娩的方式。

其实，分娩是人类繁衍过程中的一个正常生理过程，是人类的一种本能行为。对一名身体健康、足月妊娠、产检正常的适龄妇女来说，自然分娩应被看成是瓜熟蒂落、水到渠成，最自然不过的事情。从受精卵开始，胎儿在母体内经历 280 天的生长发育逐渐成熟，而孕妇的身体结构也逐渐地发生变化，变得更有利于分娩。准妈妈们应相信自己和胎儿具备天生的能力来完成这一神圣的使命！那么，自然分娩有什么好处呢？

【自然分娩对宝宝的好处】

分娩过程中，子宫有规律的收缩使胎儿的胸廓受到有节奏的压缩，有利于胎儿出生后建立正常的呼吸，同时可促进胎肺的成熟，减少新生儿呼吸窘迫综合征的发生。

产程的刺激会使母亲和胎儿体内产生大量的免疫抗体，增强胎儿出生后机体的抵抗力，降低新生儿疾病的发生率。因此，自然分娩的新生儿具有更强的抵抗力和抗感染能力，而剖宫产的新生儿却缺乏这种通过产程获得抗体的过程。

胎儿经过产道时，产道对其大脑造成挤压，促使胎儿脑部血液循环加强，刺激脑细胞，从而增强了宝宝在出生后对缺氧的应激能力，有利于大脑的正常发育。经此锻炼，胎儿呼吸中枢受到刺激，有利于胎儿在娩出后迅速建立正常的呼吸反射。在阴道分娩的过程中，绝大多数的胎儿通过“感觉综合”，能以最佳的姿势、最小的阻力顺利地通过产道，连续完成衔接、下降、俯屈、内旋转、仰伸等过程，最终顺利娩出。

【自然分娩对妈妈的好处】

自然分娩可促进催产素分泌，产妇垂体产生的催产素使子宫的肌纤维逐步缩复。胎儿娩出后，这种自身产生的催产素引起的子宫缩复依然很强，有利于产后恶露排出、子宫复原，有助于减少产后出血，促进产后恢复。而选择性剖宫产会因产妇体内催产素分泌相对缺乏，造成术中和术后子宫收缩不良，使产妇不得不依靠外源性药物来促进宫缩。产妇自身分泌的催产素不但能够促进分娩的过程，还能促进产后乳汁的分泌，有利于母乳喂养。

自然分娩与身体内催乳素水平同步协调变化，是产后迅速泌乳的必要条件。而剖宫产术后的产妇却因此激素水平的不同步以及手术后的刺激和疼痛，泌乳时间相对晚近 10 小时，且催乳素

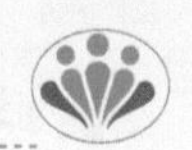

水平偏低。在这段时间里，新生儿可能已经习惯了人工喂养，而不愿意再吸食母乳了。自然分娩后，产妇身体恢复较快，也有利于哺乳。

自然分娩的产妇能够体会整个分娩过程，减少了产后出血及感染的风险，且产后康复快，可以及早亲自照顾孩子，有助于母婴感情的尽早建立。

5. 产后访视知多少?

（1）什么是产后访视?

根据《国家基本公共卫生服务规范（第三版)》规定，产后访视是指社区卫生服务中心（站）在收到分娩医院转来的产妇分娩信息后，应于产妇出院后 1 周内到产妇家中进行产后访视，进行产褥期健康管理，加强母乳喂养和新生儿护理指导，同时进行新生儿访视。这是国家基本公共卫生服务的免费项目之一。

（2）出院后多久进行产后访视?

在产妇出院后，社区卫生服务中心（站）的妇保人员会打电话联系并核实确认产妇身份信息，告知产妇上门访视的时间、目的及意义。一般会在产妇出院 1 周内进行上门访视。

（3）为什么要进行产后访视?

产后访视有利于密切观察产妇和新生儿的各项体征变化，协助产妇顺利恢复到孕前的身体状况，并能及早发现新生儿异常情况以及时处理。

（4）产后访视的内容是什么?

产妇访视:

① 了解产妇分娩情况、孕产期有无异常以及诊治过程;

② 询问产妇一般情况，观察精神状态、面色及恶露情况;

③ 测量体温、血压及脉搏，检查乳房状况及子宫复旧、会阴或腹部伤口愈合情况；

④ 进行产褥期保健指导，对母乳喂养困难、产后便秘、痔疮、会阴或腹部伤口等问题进行处理，提供喂养、营养、心理、卫生及避孕方法等的指导。

新生儿访视：

① 了解新生儿的出生情况、一般情况及喂养情况；

② 观察新生儿精神状态、吸吮情况、哭声、肤色、脐部、臀部及四肢活动等；

③ 检查新生儿心、肺，测量体温、体重；

④ 提供新生儿喂养、护理及预防接种等保健指导。

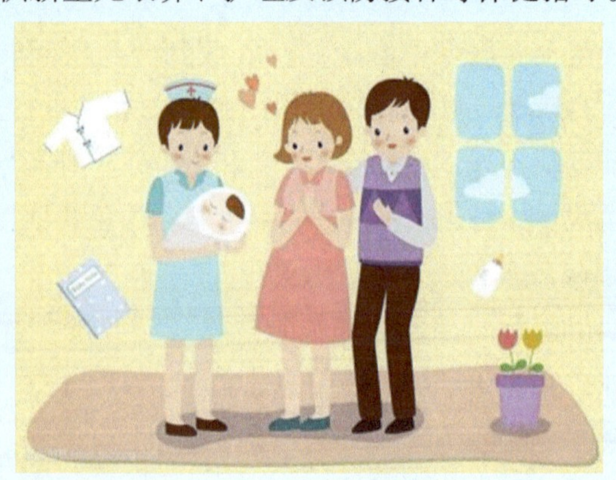

6. 如何科学坐月子？

在我国，有这么一种传统习俗：孕妇在分娩后往往需要调养身心，以恢复体力和心理健康，这一过程一般持续 30 天，俗称为坐月子，医学上称之为产褥期（42 ~ 56 天），即产妇从分娩结束到生殖器官恢复至非妊娠状态的阶段。可见，坐月子对于女性产后康复是极其重要的。

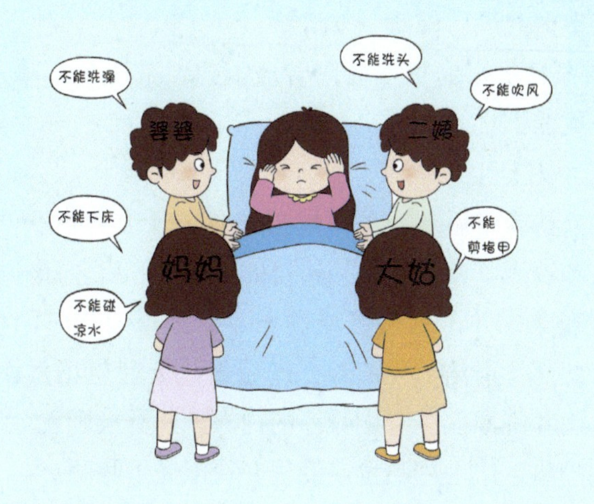

（1）休息和体位

生产后，产妇往往因体力消耗过多而浑身疲惫。因此，产后24 小时内产妇应卧床休息，否则从次日起易因哺乳时间无规律等感到更加困乏和不适。休息时，应注意与宝宝的作息时间尽量保持一致，且要保证每天有 8 ~ 9 小时的睡眠时间。休息期间或醒来后，应（经常）变换卧床姿势，避免长时间仰卧，以利于恶露排出。如果有会阴伤口，应多采取伤口对侧在下的卧位方式或坐位，以免恶露浸及伤口，影响愈合。

（2）休养环境

影响休养的环境因素包括家庭卫生情况、室内温度和声音等。因此，家中尽可能做到以下几点：

① 保持家中卫生清洁干净，家具摆放合理，物品特别是妈妈和宝宝常用的必需品应做到摆放整齐，方便获取和使用。

② 产后的妈妈多汗，新生儿体温调节中枢发育不完善，皮肤调温能力差，应特别注意室内温度和空气流动情况，不可让空调、风扇或自然风直接吹到妈妈和宝宝。控制室内温度在 22 ~ 24 ℃，湿度在 50% ~55%，注意衣服薄厚适度，防止着凉或中

暑。注意室内通风，保持空气清新。

③ 有条件的家庭可安装隔音玻璃窗，减少外部噪声给妈妈和宝宝造成的干扰。

（3）个人卫生

一些人认为产后产妇身体虚弱，在坐月子期间不可以碰水，不能洗头和洗澡。其实，这是错误的认识。产后多汗和多尿是正常的生理现象，并不是病态或虚弱。除了每天按时消毒会阴伤口，保持此部位清洁、干爽外，产后第二天起应正常刷牙漱口、梳头、洗头和洗澡，穿宽松吸汗的内衣裤并勤换勤洗。及时更换卫生巾和护垫，床上用品也应勤洗并在阳光下晾晒。

（4）心理健康

产妇脆弱的心理与产后生理变化、经济能力、家庭关系等客观因素密切相关。若不平衡好这些影响因素，会导致产妇心理压力过大、不知所措或失望，甚至可能导致产后抑郁症。因此，丈夫应尽早确立和适应父亲角色，帮助妻子照顾好婴儿，完成力所能及的事；处理好家庭关系，保持家庭和睦，营造快乐的氛围，理解、关心和体谅妻子。同时，产妇应掌握一些缓解压力的方法，学会自我调节，控制情绪，保持乐观的心态。

（5）饮食

产妇在产后既要恢复体力，又要保证有充足的乳汁给孩子哺乳，故而饮食尤其重要。起初可制作一些松软可口、易消化吸收的汤类食物，采用少量多餐的方式补充营养，不宜快速进补。注意食物品种的合理搭配和质量安全。适当增加富含蛋白质的食物，保证食物的多样化，同时要注意多吃果蔬以防止便秘。特别值得一提的是，哺乳期间忌食生冷、油腻、辛辣和温燥的食物，禁食大麦及其制品，不宜吸烟、喝酒和饮用茶、咖啡，以及吃巧克力等。

（6）活动

产后适度的活动可加快恶露排出，促进子宫收缩、复原，加速伤口愈合，有利于大小便通畅，防止静脉血栓形成。对于顺产的产妇来说，应在分娩 6 ~ 12 小时后下床活动；行剖宫产的产妇应在术后 24 小时后开始床边活动。第一次下床时应有人陪伴或搀扶，缓慢起身，以减少拉扯引起的疼痛，防止因体位性低血压而发生头晕、摔倒等意外。产后第一天亦可以从简单的盆底肌收缩、脚踩踏板运动开始锻炼。3 天后，还可根据身体适应情况增加腹部肌肉收缩等运动方式。1 周后，可循序渐进地进行侧方位弯腰和抬腿的塑身运动。

最后，希望每一位新手妈妈都可以科学地坐月子，调整好心态，让自己的身心尽快恢复至孕前状态，做个开心健康的妈妈。

7. 母乳喂养有哪些好处?

（1）母乳喂养对宝宝的好处

母乳特点：

① 母乳喂养能够满足婴儿在 6 月龄内生长所需要的全部液体和能量需求，母乳中还含有丰富的营养素；

② 母乳最大的特点是其结构及成分与婴儿的生长发育特点及消化、代谢能力的变化相匹配；

③ 母乳所含的碳水化合物、蛋白质、脂肪、矿物质、维生素和水易于消化和吸收，可促进婴儿的生长和发育。

早期免疫：

① 提供婴儿生命最早期的免疫物质。乳汁中含有大量抗体和其他免疫物质，如铁蛋白、溶菌酶、白细胞、吞噬细胞、淋巴细胞等。6 个月内婴儿建立的初步免疫，很大部分是通过母乳喂

养来完成的，可减少婴儿患感染性疾病，尤其是危及生命的呼吸系统及肠道系统疾病的风险。

② 促进婴儿胃肠道的发育。母乳中含生长因子、胃泌素、胃动素、乳糖、益生菌及消化酶等物质，可提高婴儿对母乳营养素的消化、吸收和利用水平。婴儿出生后，肠道菌群来源于新生儿刚出生时通过被动免疫方式（抗体等）清除的外来抗原；出生后，细菌开始在肠道内定植建立抵御微生物和过敏原的屏障。

认知发育：

① 有利于婴儿脑神经功能和认知的发展。热量营养、矿物质、微生物、胆固醇、氨基酸和必需脂肪酸（牛磺酸、二十二碳六烯酸）是神经系统发育的物质基础。母乳喂养过程中良性神经系统刺激，如乳汁的味道、气味，母亲的接触、语言、眼神等，可促进婴儿嗅觉、味觉、听觉、视觉和触觉的发育。

② 对婴儿远期健康有好处。母乳喂养可减少婴幼儿生长发育迟缓或过速的情况，从而有利于预防成年期代谢性疾病。根据人类疾病与健康起源的有关研究，许多成年期疾病（肥胖、糖尿病、高血脂、高血压、冠心病等）与胎儿宫内营养情况、婴儿期喂养方式、出生后 1 ~2 年追赶生长速度及第二次脂肪存积密切相关。

（2）母乳喂养对妈妈的好处

① 减少产后出血；

② 帮助自然避孕；

③ 降低妈妈患乳腺癌和卵巢癌的风险；

④ 加深母婴感情；

⑤ 促进母亲心理健康。

（3）对于有传染病的妈妈科学喂奶的建议

对于 HIV 感染的妈妈所生的宝宝，我们建议人工喂养，妈

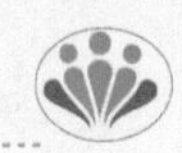

妈及家人应学会正确冲配奶粉和清洁消毒器具。喂养期间，妈妈应当坚持服用抗 HIV 的药物，一定要在医生的指导下，正确进行母乳喂养和乳房护理，以保障婴儿健康饮食和营养充足。

患有梅毒的妈妈在孕期接受了及时、规范、足量的治疗，非梅毒螺旋体血清学试验阴性或滴度长期维持在较低水平，宝宝也接受了预防性治疗，在无乳头皲裂和乳腺炎时是可以在医生指导下进行母乳喂养的。

患有乙肝的妈妈也不用焦虑，母乳喂养不会增加新生儿乙肝病毒感染概率。未服用抗病毒药物的妈妈，在宝宝接受规范的联合免疫后，可以进行母乳喂养；孕期服用抗病毒药物预防治疗的妈妈，分娩 1 个月后评估无疾病活动者可停药，并在宝宝接受规范的联合免疫之后，可以进行母乳喂养；以治疗为目的服用抗病毒药物的妈妈，分娩后应继续用药。分娩后继续服用替诺福韦的妈妈，如乳汁中的抗病毒药物含量很少，可以进行母乳喂养。

（4）母乳喂养小知识

按需哺乳：

① 新生儿出生后要早接触、早吸吮母乳。产后尽早皮肤接触，有助于母乳喂养和加深母婴感情。早吸吮可促进母亲下丘脑释放催产素，刺激子宫收缩，减少产后出血；早吸吮也可促进催乳素分泌，产生泌乳反射，促进乳汁分泌；同时，早吸吮可强化婴儿的吸吮能力。

② 母亲应保持心情愉悦，抚摸或注视婴儿、听到婴儿的哭声、适量喝热饮、热敷、频繁哺乳等方式都有助于增加催乳素的分泌，通过控制哺乳频率可调节母乳的供应；乳汁的产生依赖于乳房排空，控制排空的频率可调节乳汁的生成量。

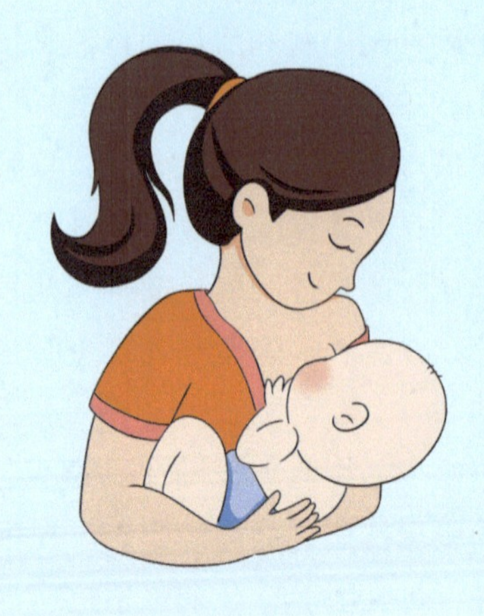

乳汁充足：

① 婴儿每天能够得到8~12次较为满足的母乳喂养；

② 哺乳时婴儿有节律地吮吸，可听见明显的吞咽声；

③ 出生后最初2天，每天至少排尿1~2次；

④ 出生后第3天开始，每天可排尿6~8次；

⑤ 出生后第3天开始，每天可排软黄便4~10次。

营养补充：

① 出生后尽早补充维生素D。足月新生儿每日补充剂量400~600 IU；早产儿、双胎儿出生后即应在医生指导下补充维生素D；确保婴儿在日光充足、温度适宜时每天活动1~2小时，充分暴露皮肤（足量乳类喂养的婴儿不需要补钙）。

② 铁剂补充。纯母乳喂养或以母乳喂养为主的足月儿，4~6月龄时可根据需要适当补铁，以预防缺铁性贫血的发生。

应提倡母乳喂养，提高纯母乳喂养率，让更多的宝爸和宝妈了解母乳喂养的好处与意义。

8. 产后42天健康检查一定要做吗?

十月怀胎，一朝分娩。坐月子是身体恢复的重要时期。于是过来人大多会告诉产妇要多休息，不要玩手机，少用眼，不能受风、受寒、受凉，不要干体力活，要多喝“下奶汤”等。但是，仅仅依靠此种方法坐月子就能恢复好吗？产后42天的健康检查才是产褥期身体恢复的“试金石”，同时也为如何进行产后康复提供依据。因此，进行产后42天健康检查非常有必要!

（1）为什么一定要做产后42天健康检查?

子宫的恢复一般需要4~6周。产后6周时，除乳腺以外，身体大部分器官和系统基本上恢复到孕前状态。此外，产妇生完孩子后的前7天内，身体状况和激素水平处于剧变期。直到产后21天，体内的激素情况才稳定在低水平。产后40天时，身体恢复到激素平衡状态。因此，此时进行身体检查是比较合适的。

（2）错过产后42天健康检查，是否还要去检查?

很多妈妈因为照顾孩子，错过了产后42天健康检查。等到她们空闲下来想去做检查的时候，可能已经是产后3个月或6个月了。此时再去做全面、系统的身体检查也是可以的，只是此时的各项检查指标反映的是产后3个月或6个月的身体情况，而不是产后42天的情况。产后42天健康检查并不是在特定的某一天进行，而是可以在产后42~56天进行，并不是非要在第42天。

（3）产后42天健康检查有哪些项目?

① 体重、血压：测量体重及血压有助于判断产妇在产后体重是否增加过快，这会影响母乳质量和身体恢复。体重和血压是否恢复到孕前水平，对于妊娠合并慢性高血压的妈妈尤为重要。

② 血常规：可以检查是否有贫血、感染等情况。

③ 尿常规：患妊娠中毒症与出现小便不适症状的产妇，需要做尿常规检查，一方面看看妊娠中毒症是否已经恢复正常，另一方面可检查是否有尿路感染等情况。

④ 子宫检查：能够评估产后的恢复情况，同时检查子宫是否出现感染的情况。医生在检查产妇子宫的时候，会选择按压宫底或者进行B超检查，来判断子宫的恢复程度和有无发炎、后移或脱垂等情况。

⑤ 伤口检查：对于顺产者，检查子宫的收缩情况，询问产后恶露干净的时间，观察阴道内有无异常分泌物，评估子宫内膜是否有损伤以及盆底肌肉、神经恢复情况，避免阴道松弛、膀胱脱垂、子宫脱垂、尿失禁等情况；对于剖宫产者，检查产后伤口恢复情况，以免因恢复不良导致妇科疾病，进而影响消化系统和泌尿系统。

⑥ 盆底功能测评：孕妇在孕期子宫日益增大，重力压迫盆底的肌肉、韧带，分娩时给盆底肌肉、韧带等组织造成不同程度的损伤，弹性明显下降。盆底损伤轻者可能产生阴道松弛、性生活不满意、小腹坠胀、尿频、便秘等问题，盆底损伤严重者会出现尿失禁、子宫脱垂、直肠脱垂、膀胱脱垂等疾病。产后检查盆底功能恢复情况，可以及时让有问题的产妇做康复锻炼。

⑦ 乳房检查：产后的乳房检查非常重要，尤其是对于需要进行母乳喂养的妈妈，关系到宝宝的健康问题。检查主要是观察乳房和乳头是否存在炎症，乳汁的分泌是否满足宝宝生长发育的需要，以及是否有乳腺炎或者乳房包块等情况。如出现发热、发冷、头痛、恶心及呕吐等症状，要及时就医。

⑧ 避孕指导：这是为了保证妈妈产后健康恢复的一项特有检查。哺乳期并非“安全期”，新手妈妈产后仍然要注意避孕问题，做好避孕措施能预防再次怀孕对妈妈的身体伤害。对于采用

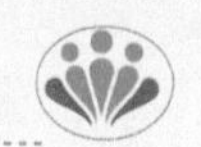

哪种方式来进行避孕，可向医生进行详细咨询，根据医生的建议，采用最合适的避孕方式。

⑨ 情绪指导：部分妈妈的情绪在产后会有所波动，但这种情况通常不会持续太久。若情绪问题超过 2 周时间，很可能是患上了抑郁症，这时候建议去看心理门诊，听取医生的建议和指导。

⑩ 母乳喂养指导：鼓励纯母乳喂养，建议坚持 4 ~6 个月，而后根据宝宝发育情况，逐步添加辅食。如果母乳喂养存在问题或乳房不适，及时咨询医生进行处理。

坐月子的意义就是使身体在分娩后逐渐恢复到妊娠前的状态，而产后 42 天健康检查就是为了了解产妇身体的恢复情况，及时发现产妇的多种疾病，避免产妇患病对自己和宝宝的健康造成伤害。为了更好地养育宝宝，产后 42 天健康检查一定不能忽视！

第二章　婴幼儿健康管理

1. 你知道什么是 0 ~ 6 岁儿童健康管理吗?

0 ~ 6 岁儿童健康管理是国家基本公共卫生服务项目的重要内容，而实施国家基本公共卫生服务项目是促进基本公共卫生服务逐步均等化的重要举措，是我国公共卫生制度建设的重要组成部分。0 ~ 6 岁儿童健康管理是指针对 0 ~ 6 岁儿童的综合性健康管理和服务体系，它旨在促进儿童的身体、心理健康发展，预防疾病，提供早期干预和支持，以确保儿童在关键发展阶段获得最佳的健康状况。其主要包括以下方面:

① 健康监测和评估。社区卫生服务中心（站）的儿童保健医生定期对儿童进行身体检查、生长发育评估和健康状况监测，包括测量身高、体重、头围等指标，评估儿童的发育和健康状态。

② 疫苗接种。社区卫生服务中心（站）按照国家和地区的免疫规划，给儿童接种所需的疫苗，以预防常见的传染病。

③ 营养和喂养指导。儿童保健医生为家长提供关于婴幼儿营养需求、母乳喂养、人工喂养和辅食添加的指导，确保儿童获得均衡的营养。

④ 早期发展评估和干预。儿童保健医生评估儿童的早期发展，包括运动、语言、认知和社交能力等方面，提供早期干预和支持，以促进儿童的全面发展。

⑤ 疾病预防和健康教育。儿童保健医生为家长提供关于疾

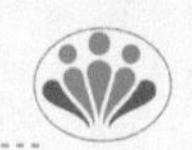

病预防、卫生习惯、安全意识和家庭健康管理的教育和指导，帮助他们更好地照顾儿童的健康。

⑥ 心理健康支持。儿童保健医生负责提供心理健康支持和咨询，帮助儿童及其家庭应对情绪问题、行为问题和适应性问题等。0～6岁儿童健康管理需要家庭、医疗机构、社区和政府等多方合作，共同关注儿童的健康需求，提供全面的健康服务和支持，以确保儿童健康成长和发展。

2. 0～6岁儿童健康管理的服务要求和服务流程是怎样的?

① 开展儿童健康管理的社区卫生服务中心（站）应当具备所需的基本设备和条件。

② 按照国家儿童保健有关规范的要求进行儿童健康管理。从事儿童健康管理工作的人员（含乡村医生）应取得相应的执业资格，并接受过儿童保健专业技术培训。

③ 社区卫生服务中心（站）应通过妇幼卫生网络、预防接种系统以及日常医疗卫生服务等多种途径，掌握辖区中的适龄儿童数量，并加强与托幼机构的联系，取得配合，做好儿童的健康管理。

④ 加强宣传，向儿童监护人告知服务内容，使更多的儿童家长愿意接受服务。

⑤ 儿童健康管理服务在时间上应与预防接种时间相结合。鼓励在儿童每次接受免疫规划范围内的预防接种时，对其进行体重、身长（高）测量，并提供健康指导服务。

⑥ 每次提供服务后，及时记录相关信息，并纳入儿童健康档案。

⑦ 积极应用中医药方法，为儿童提供生长发育与疾病预防

等健康指导。

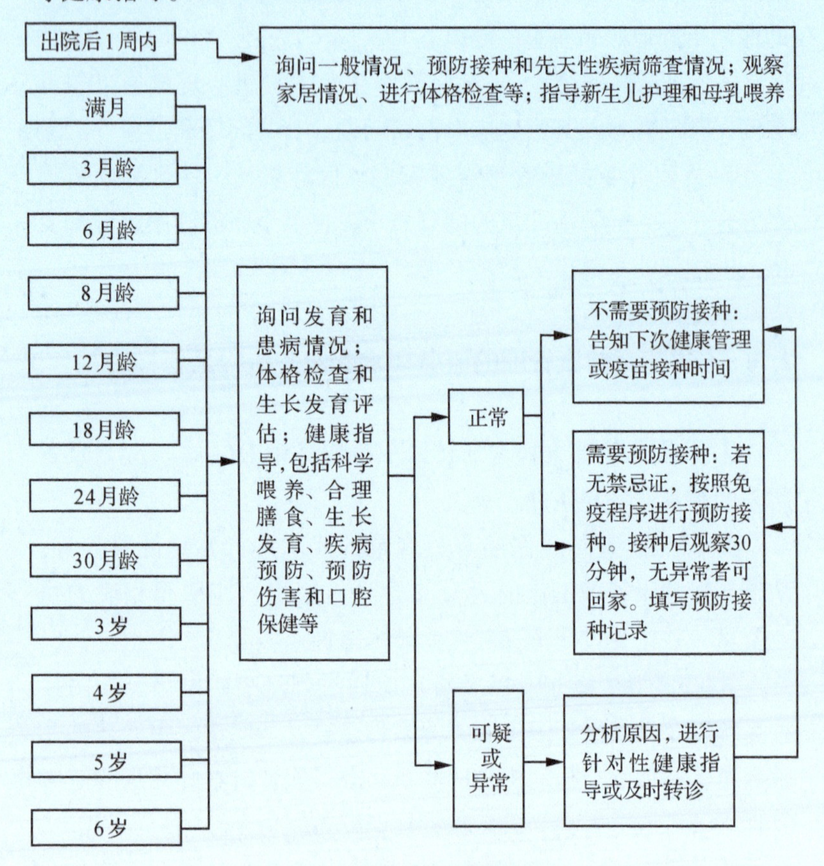

0～6岁儿童健康管理服务流程

3. 你知道0～6岁儿童健康管理的服务内容吗？

（1）新生儿家庭访视

新生儿出院后1周内，社区卫生服务中心（站）的保健医生到新生儿家中进行产后访视。了解新生儿出生时的情况、预防接种及新生儿疾病筛查情况等。观察家居环境，重点询问和观察新

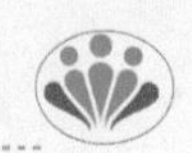

生儿喂养、睡眠、大小便、黄疸、脐部情况以及口腔发育等情况。为新生儿测量体温，记录出生时体重、身长，同时进行体格检查，建立《母子健康手册》。根据新生儿的具体情况，对家长进行新生儿喂养、发育、疾病预防、预防伤害和口腔保健指导。如果发现新生儿未接种卡介苗和第1剂乙肝疫苗，医生会提醒家长尽快带新生儿补种。如果发现新生儿未接受新生儿疾病筛查，医生会告知家长带新生儿到具备筛查条件的医疗保健机构进行补筛。对于低出生体重、早产、双多胎或有出生缺陷等具有高危因素的新生儿，医生会根据实际情况增加家庭访视次数。

（2）新生儿满月健康管理

新生儿出生后28～30天，需接种第2剂乙肝疫苗，在社区卫生服务中心（站）进行随访，在本省妇幼健康信息系统内建立儿童健康档案。医生会重点询问新生儿的喂养、睡眠、大小便情况并观察黄疸等情况，对其进行体重、身长、头围测量和体格检查，对家长进行喂养、发育和疾病预防指导。同时，对在分娩医院未完成先天性心脏病筛查者，通过心脏听诊、指脉氧监测对其进行补筛，做好转诊和随访工作。

儿童保健医生在建卡时应询问产妇在孕期和分娩时有无高危因素。符合妇幼系统中A类和B类管理项目的都应建高危儿档案。有3项及以上A类的高危者，需建立B类高危儿档案。A类高危儿0～6月龄每月体检1次，7～12月龄每2个月体检1次，12月龄体检时无异常即可结案。B类高危儿应至上级医院体检，上级医院医嘱明确“可回社区体检”后，方可回社区参照A类高危儿体检。

（3）婴幼儿健康管理

满月后的随访服务均应在社区卫生服务中心（站）进行，时间分别在3、6、8、12、18、24、30、36月龄时，共8次。服务内容包括询问上次随访到本次随访之间的婴幼儿喂养及患病等情况，进行体格检查及神经行为测定，做生长发育和心理行为发育评估，进行科学喂养（合理膳食）、生长发育、疾病预防、预防伤害和口腔保健等健康指导。在婴幼儿 6 ~ 8、18、30 月龄时分别进行 1 次血常规（或血红蛋白）检测。在 6、12、24、36 月龄时使用行为测听法分别进行 1 次听力筛查。在 8、18 月龄时分别进行 1 次眼病及视力筛查。在每次进行预防接种前均要检查有无禁忌证，若无禁忌证，在体检结束后接受预防接种。

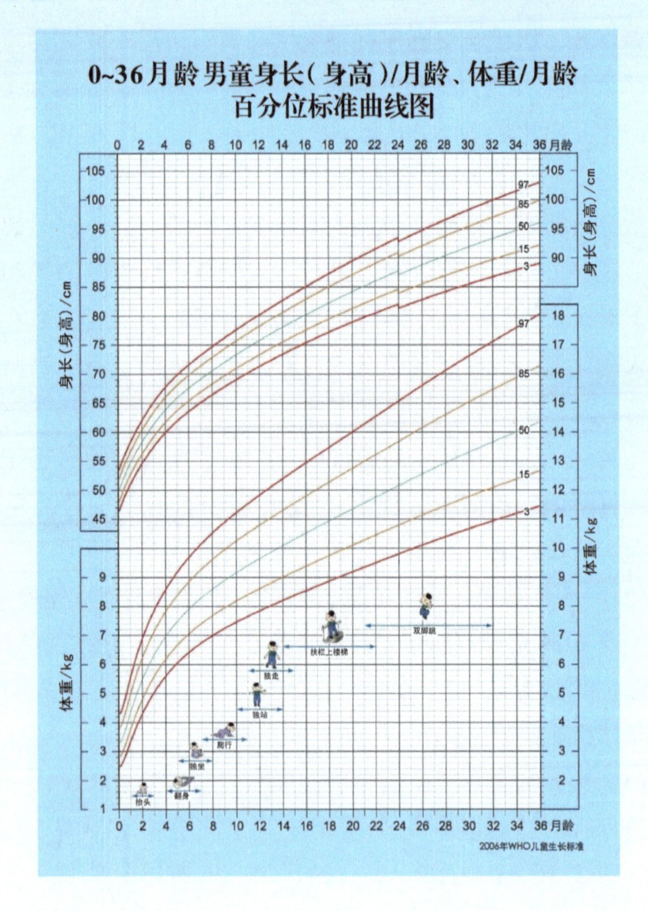

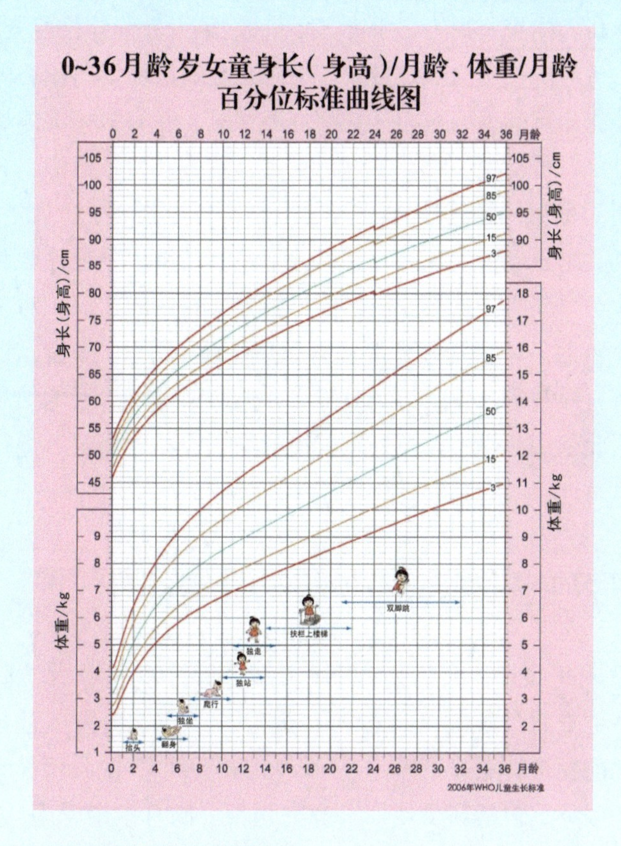

（4）学龄前儿童健康管理

4～6岁儿童进入幼儿园前，应在社区卫生服务中心（站）进行一次入园体检，登记儿童的身高、体重、视力、听力、牙齿数/龋齿数等体格检查情况，记录儿童的既往病史及过敏史。检测儿童的血红蛋白及谷丙转氨酶，评估儿童是否具备入园条件，对龋齿、视力异常等情况做好标注，督促家长带儿童进行复查、就诊，做好随访。

4～6岁儿童在进入幼儿园后，每年由社区卫生服务中心（站）的儿童保健医生入园为其进行一次“六一”体检，登记儿童的身高、体重、视力、听力、牙齿数/龋齿数等体格检查情况，记录儿童的既往病史及过敏史。检测儿童的血红蛋白及谷丙转氨酶，关注儿童龋齿、视力异常的进展情况，并与上一次体检结果做好对比，督促家长带儿童进行复查、就诊，做好随访。

（5）健康问题处理

对健康管理中发现的存在营养不良、贫血、单纯性肥胖等情况的儿童，应当分析其原因，给出指导或转诊的建议。对心理行为发育异常、口腔发育异常（唇腭裂、诞生牙）、龋齿、视力低下或听力异常等儿童，应及时转诊并追踪随访转诊后的结果。对感染乙肝孕妇所生的儿童，在其接种完三针乙肝疫苗后进行追踪随访。

4. 你了解0～6岁儿童眼保健和视力检查服务吗？

2021年6月，国家卫生健康委制定了《0～6岁儿童眼保健及视力检查服务规范（试行）》，规范了不同年龄段正常儿童眼及视觉的发育特点，提出为0～6岁儿童提供13次眼保健和视力检查的服务，包括新生儿期（家庭访视、满月健康管理）、婴儿期（3、6、8、12月龄）、幼儿期（18、24、30、36月龄）、学龄前期（4、5、6岁）。这一规范进一步细化和明确了各年龄段儿童开展眼病及视力筛查的技术方法，旨在早期发现异常，把握转诊时机，早期干预，控制和减少儿童可控性眼病及视力不良的发展。根据规范要求，针对儿童的不同年龄阶段应提供不同的服务内容，具体如下。

① 新生儿期：眼外观检查、光照反应检查、筛查眼病高危因素等。

② 婴儿期：眼外观检查、瞬目反射检查（3月龄）、视物行

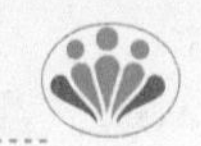

为观察、红球试验（3 月龄）、选择性观看（3 月龄）、红光反射检查（6 月龄）、眼位检查（6 月龄）、单眼遮盖厌恶试验（6 月龄）。

③ 幼儿期：眼外观检查、视物行为检查、眼位检查（24、36 月龄）、单眼遮盖厌恶试验（24 ~ 36 月龄）、屈光筛查（24、36 月龄）。

④ 学龄前期：眼外观检查、视物行为检查、视力检查、眼位检查、屈光筛查、红光反射检查。

第三章　婴幼儿中医药管理

1. 你知道中医药在预防和治疗婴幼儿疾病中的应用吗?

中国传统医学源于中华民族传统文化，经历数千年的发展验证，形成了一系列行之有效的疾病防治体系，是祖国的瑰宝之一。随着中医中药知识的普及和国家的大力推广，人们对中医中药也更为熟知。而对于儿童疾病，传统中医更是在不断与儿科疾病做斗争的过程中积累了丰富的经验，以中医学理论体系为基础，形成了其独特、有效的理论与实践体系，依托中药内治、针灸、推拿等丰富的治疗手段，结合儿童不同阶段的生长发育特点及发病特点，对各类疾病进行“防未病”及“治已病”。

出生28天后至1周岁称为婴儿期，亦称为乳儿期。1周岁至3周岁称为幼儿期。在这两个时期，婴儿虽然脱离母体并已初步地适应了外界环境，其体格生长发育特别迅速，同时五脏六腑也在不断地发育完善，脏腑仍旧娇嫩，自身免疫力尚未健全。因此，婴幼儿更容易受到外界的病邪侵袭，从而引发各种疾病。在此时期，中医中药的介入，一方面能从“防未病”的角度，在婴幼儿生活起居、饮食调养、穴位保健等方面发挥一定的作用，帮助婴幼儿增强体质以抵御病邪，预防疾病的发生；另一方面，从“治已病”的角度，通过望、闻、问、切，运用简便、安全且疗效确切的中药方剂来治疗疾病，往往能获得很好的效果。

综上所述，婴幼儿时期正确运用中医药知识，无论是对预防疾病还是对治疗疾病，都是一种便捷、有效、安全的手段。因

此，婴幼儿的中医药管理，是合理且必要的需求，应对儿童家长进行相关知识的普及。

2. 你知道婴幼儿疾病的中医防治要点吗?

儿童时期人体处在生长发育的关键阶段，脏腑形态及生理功能不断成熟完善，而婴幼儿阶段脏器刚开始发育，五脏六腑更是处于形态娇嫩、功能相对不足的状态，其中又以肺、脾、肾三个脏腑更为突出。总体可概括为以下三点。

① 肺脏功能不足。肺脏是五脏六腑中位于最上方并且最接近体表的脏腑，又通过呼吸道与外界直接连通。婴幼儿肺脏功能不足，对外界环境的适应力和对病邪入侵的防御能力较差，因此好发肺系疾病，即我们说的呼吸道疾病，如感冒、咳嗽等。

② 脾脏功能不足。脾胃为消化食物、化生气血的脏腑。婴幼儿时期脾脏功能不足，而此阶段儿童正经历从乳食向辅食的转变阶段，更容易发生喂养不当，进一步影响脾脏正常功能，因此导致脾系疾病的发生，如便秘、泄泻、厌食、积滞等。

③ 肾脏功能不足。肾脏为先天之本，主管小儿骨的发育及身体水液的代谢，同时也是其余各脏腑器官形态及功能正常发育的“基石”。婴幼儿肾脏功能不足，则会直接影响儿童骨骼的正常发育及体内水分的排出，出现五迟、五软、水肿等症状。肾脏功能长期不足，更是会影响其余脏器的功能发育。

因此，婴幼儿时期的中医防治主要在肺、脾、肾三脏的调节，发病时以驱除病邪为主，疾病缓解期补脏腑不足，标本兼顾，从而让儿童能够健康成长。

3. 你知道感冒的中医认识及家庭治疗吗?

感冒，中医又称为“伤风”，是外感风邪引起的肺系疾病，相当于西医学的“急性上呼吸道感染”。临床上以病毒感染为主，包括普通感冒和流行性感冒，亦可合并有细菌感染、支原体感染。临床症状以发热、恶寒、鼻塞流涕、打喷嚏、头痛、全身酸痛等为主。本病一年四季均可发生，其中又以冬春季节和气候骤变时发病率明显升高，各年龄段小儿均易感，尤其是婴幼儿期更为常见。

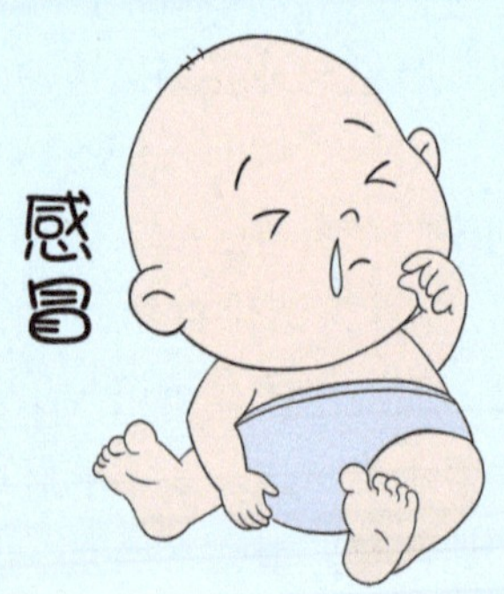

（1）发病诱因

小儿感冒的发生以感受风邪为主，常兼夹寒邪、热邪、湿邪等。气候变化，寒温失调，感受外邪，或与感冒的人密切接触可引起发病。

（2）主要症状

发热、恶寒、鼻塞流涕、打喷嚏、头痛、咳嗽、全身酸痛等。

（3）常见实验室检查

血常规。本病一般为病毒感染，血常规见白细胞总数正常或偏低，淋巴细胞或单核细胞计数升高。若合并细菌感染，可见白

细胞总数及中性粒细胞计数增高。

（4）辨证分型

本病主要需辨别风寒证与风热证。风寒感冒者，发热轻、恶寒重、咽痒、咽不红、流清涕；风热感冒者，发热重、鼻塞、流黄脓涕、咽红肿痛。

（5）家庭用药

① 风寒感冒：午时茶颗粒，一次3 g，一日1～2次，温开水冲服；正柴胡饮颗粒，一次3 g，一日3次，温开水冲服。

② 风热感冒：小儿感冒颗粒，1岁以内一次6 g、1～3岁一次6～12 g，一日2次，温开水冲服；小儿豉翘清热颗粒，6个月至1岁一次1～2 g、1～3岁一次2～3 g，一日3次，温开水冲服。

（6）预防与调护

① 根据天气变化，及时增减衣物。

② 避免与感冒的人密切接触，感冒流行期间尽量少去空气不流通的公共场所。

③ 饮食宜清淡、有营养、易消化。

4. 你知道咳嗽的中医认识及家庭治疗吗?

咳嗽，是指因各类外感病、内伤病及传染病引起的以咳嗽症状为主症，伴有或不伴有咳痰症状的肺系疾病。本病相当于西医学中的“气管炎”和“支气管炎”。本病临床症状以外感咳嗽为主，一年四季均可发病，其中又以冬春季节发病率较高，各年龄段小儿均可发

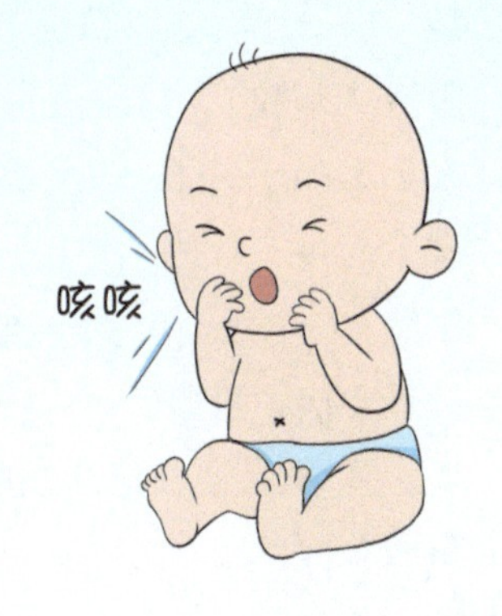

病，尤其是以婴幼儿期更为多见。

（1）发病诱因

小儿咳嗽的发生以受风邪为主，大多继发于感冒之后，常兼夹寒邪、热邪、燥邪等。气候变化，寒温失调，感受外邪可引起发病。

（2）主要症状

咳嗽，伴随或不伴随咳痰。

（3）常见实验室检查

血常规。病毒感染者见白细胞总数正常或偏低，淋巴细胞或单核细胞计数升高。细菌感染者可见白细胞总数及中性粒细胞计数增高。

（4）辨证分型

外感咳嗽主要需辨别风寒证、风热证及风燥伤肺。风寒证，咳声频，咳痰色白、质清稀，可兼咽痒、流清涕；风热证，咳声不爽，咳痰色黄、质黏稠，可兼咽痛、流浊涕；风燥伤肺，干咳无痰。

（5）家庭用药

① 风寒证：三拗片，一次 0.5 g，一日 2 次，温开水送服；通宣理肺丸，一次 2 ~ 3 g，一日 2 次，温开水送服。

② 风热证：小儿宣肺止咳颗粒，每袋 8 g，1 岁以内一次 1/3 袋、1 ~ 3 岁一次 2/3 袋，一日 3 次，温开水冲服；小儿咳喘灵口服液（颗粒），口服液每袋 2 g，3 岁以内一次 5 mL、3 ~ 4 岁一次 7.5 mL，一日 3 ~ 4 次，口服，或颗粒剂每袋 2 g，3 岁以内一次 1 g，3 ~ 4 岁一次 1.5 g，一日 3 ~ 4 次，温开水冲服；金振口服液，6 个月至 1 岁一次 5 mL，一日 3 次，2 ~ 3 岁一次 10 mL，一日 2 次，口服。

③ 风燥证：清燥润肺合剂，3 岁以内一次 5 mL，一日 3 次，口服。

（6）预防与调护

① 注意个人卫生，积极预防感冒。

② 增强小儿抗病能力。

③ 饮食宜清淡、有营养、易消化。

5. 你知道哮喘的中医认识及家庭治疗吗？

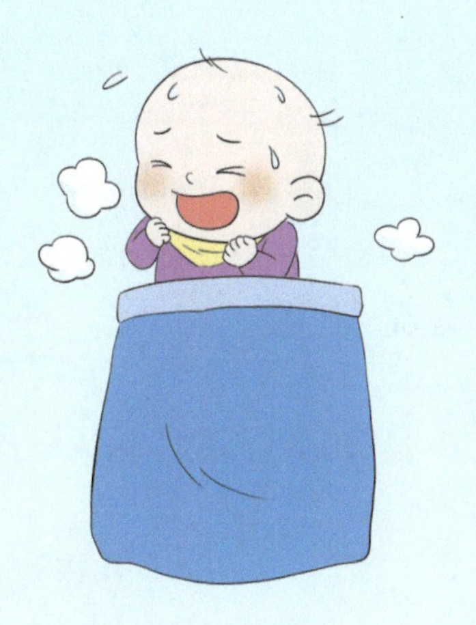

哮喘，是指以反复发作性喉间哮鸣、气促喘息为主要症状的肺系疾患。本病相当于西医学中的“支气管哮喘”和“喘息性支气管炎”。本病因有明显的家族遗传倾向，初发年龄以婴幼儿时期多见。发作季节性较明显，患儿常并发各类过敏性疾病病史。

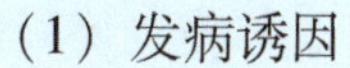

（1）发病诱因

哮喘的发病可分为内因、外因两方面，易患病婴幼儿大多先天肺、脾、肾三脏功能不足，导致易感受外邪或接触粉尘等异物诱发而发作。

（2）主要症状

喘促气急、喉间哮鸣、干咳、打喷嚏等。

（3）常见实验室检查

血常规。检查结果示白细胞总数正常，嗜酸性粒细胞计数升高。同时伴细菌感染者可见白细胞总数及中性粒细胞计数增高。

（4）辨证分型

发作期以外感风邪为主，主要分为风寒证、风热证。风寒证者，咳喘，痰白质稀，可兼恶寒、流清涕；风热证者，咳喘，痰黄黏稠，可兼发热、流浊涕。

（5）家庭用药

① 风寒证：三拗片，一次0.5 g，一日2次，温开水送服。

② 风热证：哮喘宁颗粒，5岁以内一次5 g，一日2次，温开水冲服；小儿清肺化痰口服液，1岁以内一次3 mL、1～5岁一次10 mL，一日2～3次，用时摇匀，口服。

（6）预防与调护

① 本病以预防为主，做好防寒、保暖，避免接触各类诱发异物及异味。

② 增强小儿抗病能力。

③ 发病时饮食宜清淡、有营养、易消化，忌海鲜等易诱发过敏的食物。

6. 你知道泄泻的中医认识及家庭治疗吗?

泄泻，是以大便次数增多、粪质稀薄或如水样为主要临床特征的小儿常见脾系疾病。本病相当于西医学中各类感染或非感染因素诱发的“小儿腹泻”。一年四季均可发病，但在夏秋季发病率高，是我国婴幼儿最常见的疾病之一，尤其好发于2岁以下小儿。

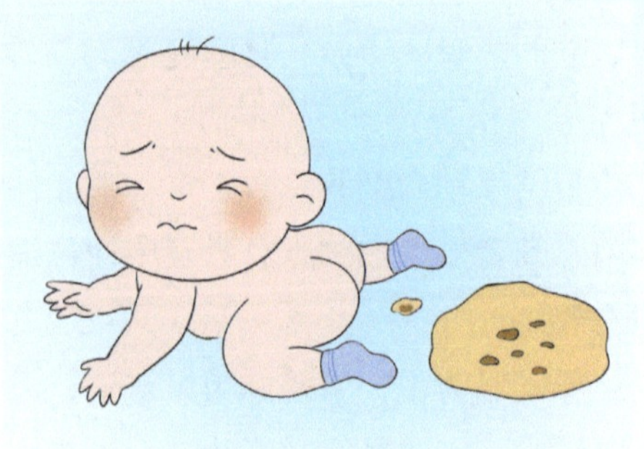

（1）发病因素

本病发生涉及外因与内因两方面因素。

外因是感受外邪，主要为湿邪，可兼夹热邪、风邪、寒邪。内因是内伤乳食，脾胃功能不足。

（2）主要症状

大便次数较平时明显增多，粪便质地变稀薄甚至如清水样。

（3）辨证分型

本病按起病缓急及病程长短可分为暴泻与久泻。

暴泻者，因外感病邪引起，可分为：湿热泻，大便水样或如蛋花汤样，气味臭秽；风寒泻，大便清稀，夹有泡沫，无明显臭味；伤食泻，有乳食不节史，大便稀，夹有食物残渣，气味酸臭。

久泻者，多因脾肾不足引发，可分为：脾虚泻，大便稀薄，多于饮食后发作，乏力消瘦；脾肾阳虚泻，大便清冷，可见完整食物，明显怕冷。

（4）家庭用药

① 暴泻。湿热泻：葛根芩连微丸，一次 1 g，一日 3 次，温开水送服；风寒泻：藿香正气口服液，3 岁以内一次 5 mL，一日 2 次，用时摇匀，口服；伤食泻：保和丸，3 岁以内一次 1 g，一日 3 次，温开水送服。

② 久泻。脾虚泻：健脾八珍糕，每服 3 ~ 4 块，婴儿 1 ~ 2 块。每日早、晚饭前热水化开炖服，亦可干服。

（5）预防与调护

① 注意饮食卫生，科学喂养，及时添加辅食，不要过饥或过饱。

② 注意气候变化，适时增减衣物。

7. 你知道便秘的中医认识及家庭治疗吗?

便秘，是指大便秘结不通，排便次数减少或排便间隔时间延长，或大便艰涩、排出不畅的小儿常见脾系疾病。本病多指西医学中在排除结直肠器质性病变后的“小儿功能性便秘”。本疾病一年四季均可发病，多见于2岁以上儿童，发病率随小儿年龄的增长而逐步升高。

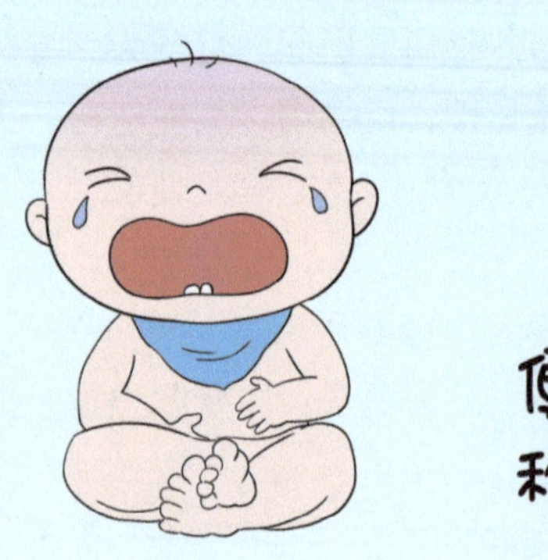

(1) 发病因素

婴幼儿便秘的发生与饮食、热盛、正虚有关。饮食因素多为婴幼儿乳食喂养不当，或偏食肉类，损伤脾胃，发为便秘。热盛多为感染热邪之后，内热结于脏腑，灼伤体内津液，发为便秘。正虚多因小儿先天脏腑功能不足，或病后失调，无以正常化生气血，发为便秘。

(2) 主要症状

不同程度的大便干燥、排便次数较正常减少或排便间隔时间延长。

(3) 辨证分型

本病可分为实证与虚证两大类。实证者，大便干燥、腹痛拒

按，因于乳食积滞，伴不思饮食，或恶心呕吐；热盛津伤，伴口干口臭。虚证者，大便干燥不明显，但排出不畅，可伴肛周疼痛和腹胀喜按。

（4）家庭用药

① 实秘。乳食积滞：保和丸，1 ~ 3 岁一次 1 g，一日 2 次，温开水送服；燥热内结：麻仁丸，1 岁以内一次 4 g，1 ~ 6 岁一次 5 ~ 8 g，一日 3 次，温开水送服。

② 虚秘。气虚证：补中益气口服液，6 岁以内一次 5 mL，一日 2 ~ 3 次，口服；血虚证：通便灵，1 ~ 3 岁一次 1 粒，一日 1 次，温开水送服。

（5）预防与调护

① 养成良好的饮食习惯，多吃蔬菜，适量饮水。养成定时排便的习惯。

② 便秘时，可适当食用香蕉、火龙果等有通便辅助作用的水果。

③ 多进行户外活动。

8. 你知道厌食的中医认识及家庭治疗吗？

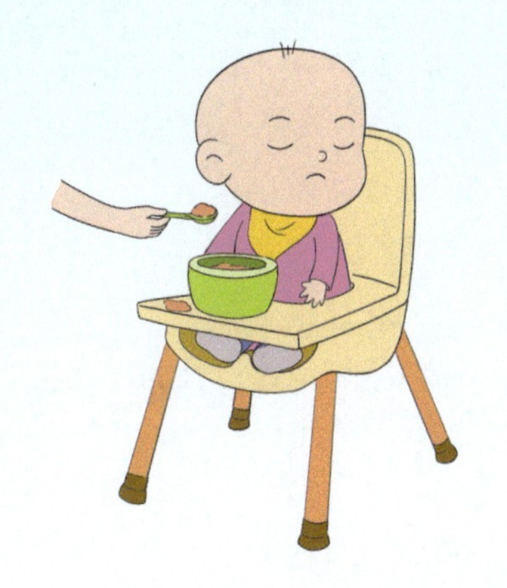

厌食，是指小儿厌恶进食、食量减少持续 2 个月及以上的常见脾系疾病，以婴幼儿期多见。本病在任何季节均可发生，在 7 ~ 9 月暑热时节症状可加重。

（1）发病因素

本病多由喂养不当、脾胃功能不足，或情志失调引起。喂养不当指未按期添加辅食、经常过饥或过饱以及滥用滋补食品或药品。脾胃功能不足，一方面可为先天性脾胃功能不足，常见从婴儿期开始即不欲饮食；另一方面可由其他疾病或用药不当导致脾胃功能失常引起。情志失调多由突受惊吓或环境突然改变等引起。

（2）主要症状

食欲不振，食量明显少于正常同龄儿童，且病程超过2个月。

（3）辨证分型

脾胃功能不足：初期，病程较短，食少，可伴有食后腹胀、嗳气，体重正常；后期，病程长，不欲饮食，可伴大便溏稀，粪便中夹杂未消化的食物，体形较正常同龄儿童消瘦。

情志失调：有突发情志改变史。可兼见哭闹，睡眠质量差。

（4）家庭用药

① 脾失健运证（初期）：保和丸，3 岁以内一次 1 g，一日 3 次，温开水送服；山麦健脾口服液，3 岁以内一次 5 mL，一日 2 次，口服。

② 脾气虚弱证（后期）：健胃消食口服液，3 岁以内一次 5 mL，一日 2 ~ 3 次，口服；醒脾养儿颗粒，1 岁以内一次 2 g、1 ~ 3 岁一次 4 g，一日 2 次，温开水冲服。

③ 肝脾不和证（情志失调）：逍遥颗粒，1 ~ 3 岁一次 2 g，一日 2 ~ 3 次，温开水冲服。

（5）预防与调护

① 按需供给乳食，按期添加辅食，按年龄和营养需求提供食物。

② 饮食定时、适量，荤素搭配，少食不易消化的食物。

③ 勿滥用滋补药和食物。

9. 你知道积滞的中医认识及家庭治疗吗?

积滞，是以小儿腹部胀满、嗳气或大便酸臭等为主要症状的儿童常见脾系疾病。本病相当于西医学中的“功能性消化不良”和“胃肠功能紊乱”。各年龄段儿童均可发病，但以婴幼儿时期多见。

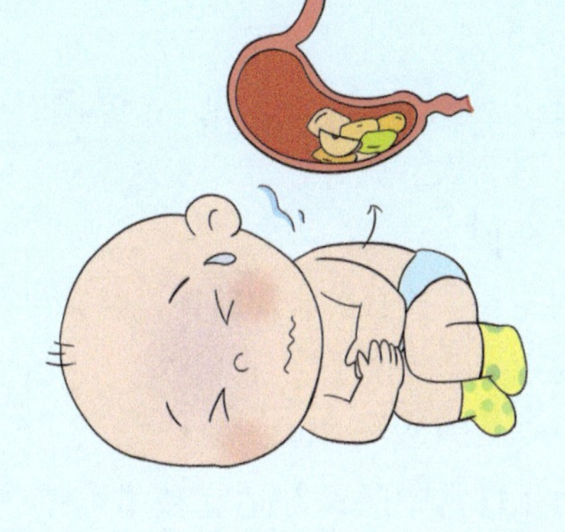

（1）发病因素

本病多由喂养不当、脾胃功能不足两方面因素相互作用而引起。喂养不当指乳食喂养过量或过于频繁，没有节制；添加辅食过早、过快；偏食挑食，过多食用难消化的食物。脾胃功能不足，一方面可为先天性脾胃功能不足，影响了乳食消化；另一方面可因其他疾病恢复期喂养不当，或用药不当，从而导致脾胃功能失常。

（2）主要症状

近期有乳食不节史，患儿可表现为腹部胀满，不欲饮食，可伴哭闹烦躁、嗳气，大便酸臭、夹有未消化食物残渣等。

（3）辨证分型

本病主要以内伤乳食为标、脾胃虚弱为本，因此需辨别实证、虚证。实证者，腹部胀满，按揉加重，哭闹不止，睡眠不安；虚证者，腹部胀满，按揉减轻，精神疲惫。

（4）家庭用药

① 实证：四磨汤口服液，新生儿一次 3 ~ 5 mL，一日 3 次，疗程 2 日，幼儿一次 10 mL，一日 3 次，疗程 3 ~ 5 日，口服；化积口服液，2 岁以内一次 5 mL、2 ~ 5 岁一次 10 mL，一日 2 次，口服；清热化滞颗粒，1 ~ 3 岁一次 2.5 g，一日 3 次，温开水冲服。

② 虚证：小儿香橘丸，一次 1 丸，1 岁以内小儿酌情减量至 1/3 ~ 1/2 丸，一日 3 次。研碎，温开水送服。

（5）预防与调护

① 乳食定时定量，按月龄添加辅食，确保营养丰富、易消化。

② 勿滥用滋补药和食物。

10. 你知道婴幼儿日常中医保健适宜技术有哪些吗？

（1）6 ~ 12 月龄婴儿保健技术

6 ~ 12 月龄婴儿脾胃薄弱，对环境抵抗力差，推荐摩腹和捏脊。

【摩腹】

① 定位：腹部。

② 功效：增强胃肠道蠕动，改善脾胃功能，促进食物消化和吸收。可用于治疗腹痛、消化不良、便秘、泄泻等脾系疾病。

③ 操作手法：以手掌掌面或示指、中指、环指指腹附着于小儿腹部，以肚脐为中心点，自小儿右下腹开始，以顺时针方向缓慢摩运。每次 3 ~ 5 分钟。

④ 注意事项：操作前应洗净双手，修剪指甲，以避免划伤小儿皮肤，造成感染；操作前将手掌搓热，再接触小儿皮肤，以避免刺激小儿产生紧张、抵抗行为；小儿过度饥饿状态或饭后饱腹状态均不宜进行摩腹。

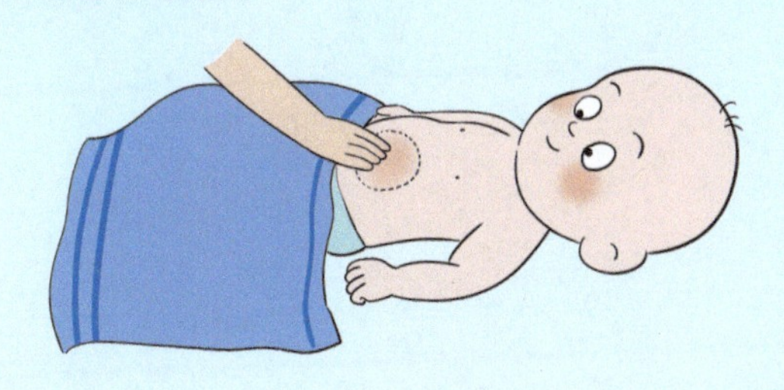

【捏脊】

① 定位：脊背后正中线两侧，第七颈椎（低头时颈椎凸起最高点处即为第七颈椎）下至尾椎骨处。

② 功效：调节脏腑功能，提高免疫力，通经活络，健脾胃。可用于治疗厌食、消化不良、便秘、泄泻等疾病。

③ 操作手法：小儿俯卧位，从尾椎末端开始，操作者以双手拇指、示指、中指指腹提捏起尾骨正中及两侧皮肤，再以拇指着力向前轻推小儿皮肤，双手交替，上推一次提捏一次，每次提捏3秒左右，沿脊柱向上，推至第七颈椎为一遍。每次可捏4～6遍，3～5分钟。以小儿脊背皮肤稍红为度。

④ 注意事项：操作前应洗净双手，指甲修剪圆润，以避免划伤小儿皮肤；操作前使指腹温热，以避免刺激小儿产生紧张、抵抗行为；有脊柱疾病、局部皮肤破损者不宜进行捏脊；饭后不可立即进行捏脊。

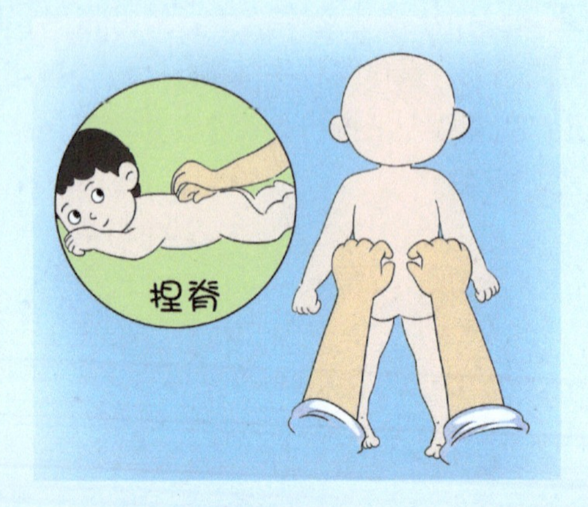

(2) 18~24 月龄幼儿保健技术

18~24 月龄幼儿脾胃功能、免疫能力仍相对不足，但接触外界环境机会增多，推荐按揉迎香穴、足三里穴。

【按揉迎香穴】

① 定位：迎香穴位于面部，鼻翼外缘中点旁开0.5寸（1寸≈3.33 cm），当鼻唇沟中。

② 功效：疏散风热，宣通鼻窍。可用于缓解鼻塞、流涕、打喷嚏、鼻出血、呼吸不畅等症状。

③ 操作手法：操作者一手示指和中指指腹分别按于两侧迎香穴，两指同时按顺时针方向进行按揉，每次30~50次，1~3分钟。

④ 注意事项：操作时应取得小儿配合，可固定头部，避免小儿抗拒躲避时发生意外伤害；手法应柔和，力度不宜过轻或过重。

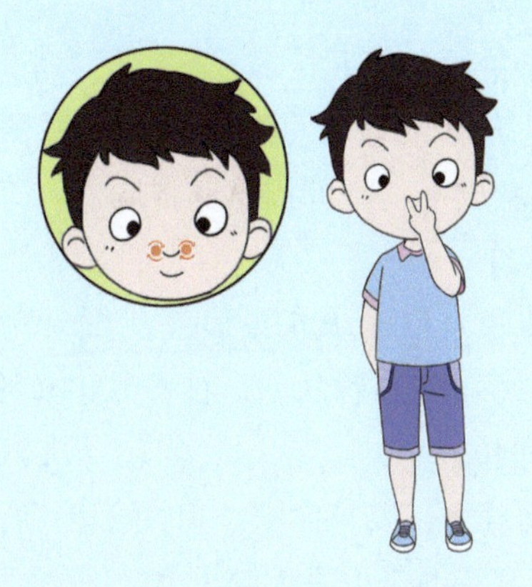

【按揉足三里穴】

① 定位：足三里穴在小腿前外侧，犊鼻穴（膝盖骨下缘凹陷处）下 3 寸（以小儿自己的手测量，四肢合拢时最宽距离为 3 寸），胫骨外侧约一横指（小儿大拇指关节宽度）处。

② 功效：健脾和胃，理气和中，强壮体质。可用于呕吐、腹痛、腹泻等脾系疾病，也是一个常用的保健要穴。

③ 操作手法：操作者大拇指指腹进行顺时针按揉，每次 30 ~ 50 次，1 ~ 3 分钟。

④ 注意事项：小儿采取仰卧位最佳，需用另一只手固定其小腿，避免小儿挣扎乱动；手法应柔和，力度以局部皮肤稍红为度。

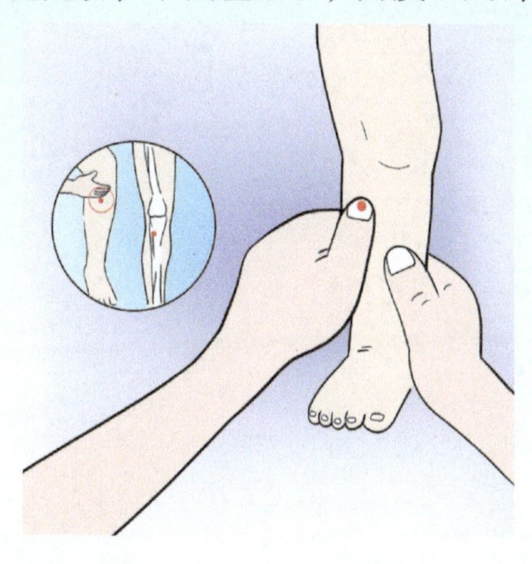

（3）30～36 月龄幼儿保健技术

30～36 月龄是大脑发育的重要时期，在摩腹、捏脊、按揉足三里穴等方法的基础上，推荐按揉四神聪穴。

【按揉四神聪穴】

① 定位：四神聪穴位于小儿头顶部，百会穴（头部正中线与两耳连线的交点处）前、后、左、右各1寸（约小儿大拇指关节宽度），共4个穴位。

② 功效：醒脑益智，安神助眠。可用于辅助治疗儿童多动、抽动、注意力障碍，有助于促进大脑发育。

③ 操作手法：用大拇指指腹按照左→后→右→前的顺序，逐一按揉4个穴位，每个穴位约1分钟。

④ 注意事项：操作时需用另一手托扶固定小儿头颅，防止其挣扎乱动；手法应柔和，力度不宜过轻或过重。

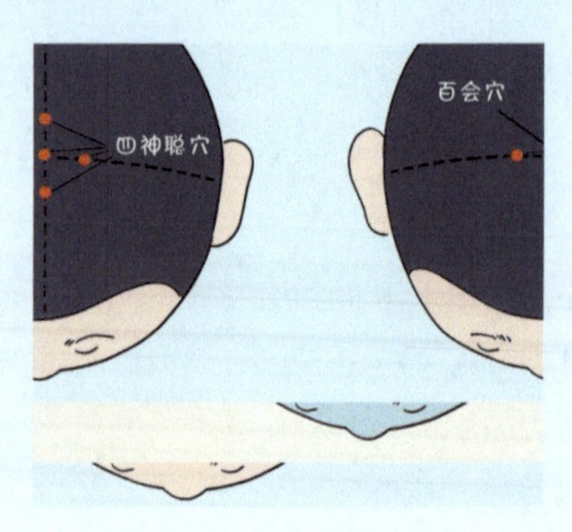

第二篇

>>> 孕期健康

第一章　孕早期常见症状

1. 确认怀孕怎么办?

月经周期规律的年轻女性，一旦月经延迟几天，通常会用早孕试纸进行自我检测。如果出现了两道红杠，那么，恭喜您可能是怀孕了！可是别着急宣布好消息，早孕试纸的结果并没有那么可靠。

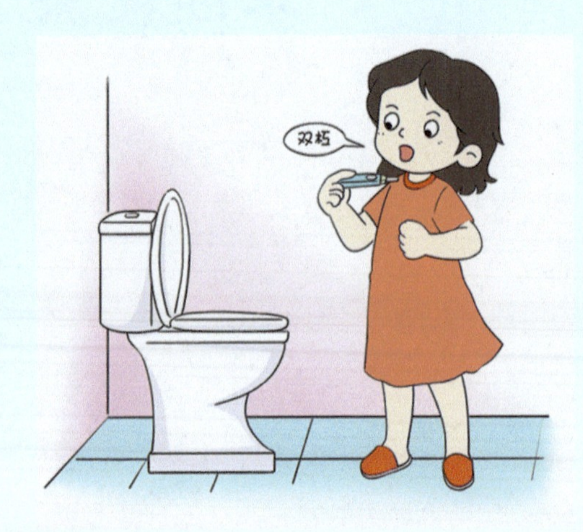

当女性怀孕后，体内会分泌一种名为人绒毛膜促性腺激素（HCG）的物质，而目前药店出售的早孕试纸或验孕棒，大部分都是通过测试女性尿液中 HCG 的浓度来判断是否怀孕，对尿液中的 HCG 含量进行的是定性的检测。早孕试纸只能告诉您怀孕了，而无法告诉您胚胎的质量以及位置如何，所以最好到正规医院进行进一步的确诊，并接受专业的指导。

医院往往会安排女性在停经6周（注意：停经时间是从最后一次月经即末次月经来的那天开始计算的）对于有过自然流产、胚胎停育等病史的女性或高龄、月经不规律的女性，以及有少许阴道出血的女性还要抽血检测 HCG 和孕酮水平，可以作为排除不良妊娠、宫外孕及先兆流产的重要依据。

早孕期做B超的主要目的是确定宫内妊娠，排除宫外孕、葡萄胎等妊娠滋养细胞疾病，并且可以初步判断胚胎质量好坏、分析怀孕的孕周以及判断胚胎个数（是单胎还是多胎）。

通常在停经35天的时候，宫腔内可见到圆形或椭圆形妊娠囊；妊娠6周时，可见到胚芽和胎心搏动。这也是医生通常会安排在停经6周左右的时候做B超的原因。

HCG 是由合体滋养细胞分泌的一种糖蛋白激素，在受精后第6天受精卵滋养层形成时开始微量分泌，其分泌量与滋养细胞的数量成正比，妊娠早期分泌量增加很快。血 β-HCG 可作为早期判断胎儿和胎盘功能的重要指标。

当正常妊娠6～8周时，每天 HCG 的增长速度为66%，如果48小时其增长的速度在66%以内，证明妊娠的预后不良。正常妊娠的 HCG 分泌在8～10周达高峰，持续1～2周后迅速下降至高峰的10%。若 HCG 值持续下降，则有可能引起滋养细胞数量不足或生长不良，导致孕囊异常或停止生长，最终导致胚胎停止发育，引起流产。

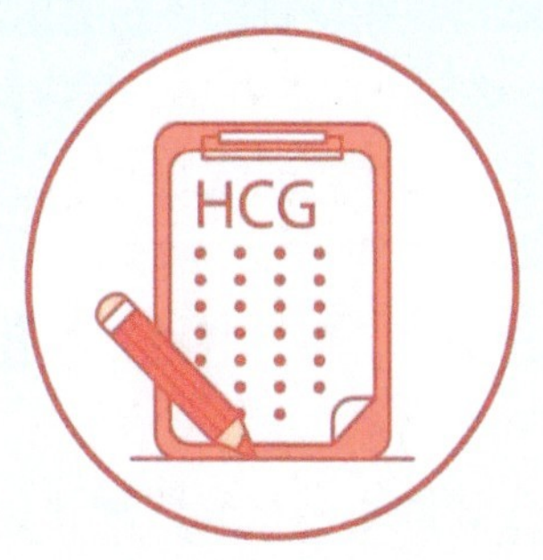

孕酮是维持妊娠的孕激素，由排卵后的黄体分泌。如果没有受孕，体内的黄体就会萎缩；受孕后，黄体将持续分泌孕酮，帮助胚胎着床发育。

妊娠 7 周开始，胎盘也会分泌孕酮，而到了 12 周之后，孕酮则完全由胎盘产生。因此，孕 12 周之后除非有下腹痛或阴道出血症状需要去复查孕酮，一般情况下不需要复查孕酮。对于黄体功能不全、高龄、反复自然流产的女性，可能需要人为补充孕酮进行保胎治疗，但无须检测孕酮水平。不推荐准妈妈在发现怀孕后就自行服用孕酮，过量摄入会造成相应的不良反应，建议听从产科医生的建议。

2. 恶心、呕吐怎么办?

早孕反应一般出现在妊娠 6 周左右，随后逐渐加重，到 8 ~ 10 周的时候，基本上都得到缓解了，但还是有少数人不能缓解恶心、呕吐的早孕反应，有的人甚至会出现严重呕吐，不能进水、进食。以下是缓解方法。

① 可以通过少食多餐、多吃干粮的方式来改善，同时每日补充 10 mg 左右的维生素 B_6，可以有效地缓解孕吐。如果孕吐严重，可以在医生的指导下增加剂量。

② 如果恶心症状出现在早晨，可在起床前吃一些谷类食品、吐司或饼干，睡前吃些高蛋白的食品，如瘦肉、奶酪等。

③ 避免辛辣刺激、油炸或油腻的食物。

④ 生姜可缓解恶心。

⑤ 厌恶浓重的气味时，可选择吃冷的食物或温的食物，尽量不要闻到这些气味。

⑥ 恶心、呕吐症状持续存在或严重到身体无法留存液体或

食物时，可能会导致脱水，请务必及时就医。

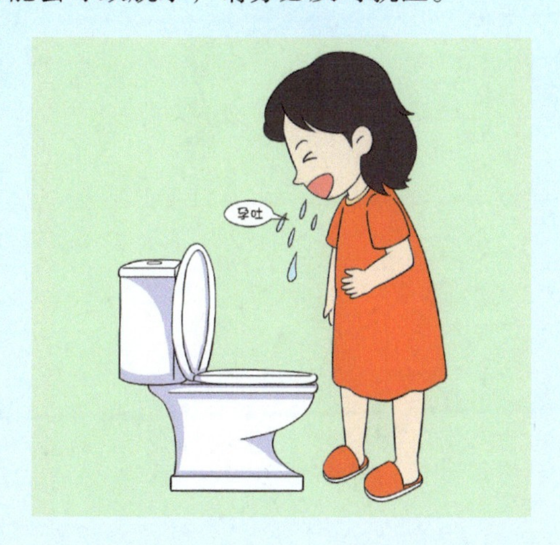

3. 小腹痛或者“见红”怎么办?

（1）孕早期偶有小腹痛

怀孕早期小腹隐隐作痛，是由于受精卵着床之后发育，刺激子宫增大，进而牵扯到子宫韧带，引起小腹部疼痛，属于正常情况，一般不需要处理。如果疼痛是饮食不当、寒冷刺激、外伤、胃肠炎等原因导致，则属于不正常情况。判断是否正常，取决于其根本原因。

① 胚胎发育：在孕早期，孕妇体内激素水平波动明显，此时胚胎在子宫内膜着床并持续发育，会对子宫造成刺激而引起宫缩，同时牵拉周围组织，从而引起小腹隐痛，这属于正常现象。

② 饮食不当：如果孕妇在孕早期摄入辣椒、花椒、冰淇淋、生鱼片等辛辣、生冷的刺激性食物，可能对胃肠道造成刺激，引起肠道蠕动功能障碍，从而导致上述症状，这属于不正常的情况。

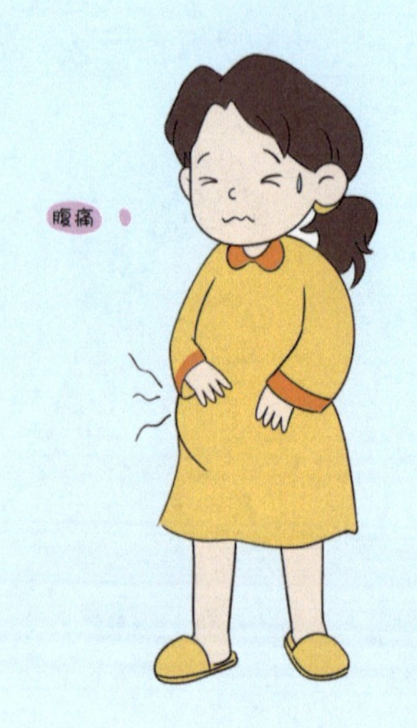

③ 寒冷刺激：部分孕妇未做好小腹部的保暖，使小腹部受寒冷刺激，寒冷使局部组织快速收缩，从而引起隐隐作痛，这属于异常情况。

④ 外伤：如果孕妇的小腹部受到撞击、挤压等外伤，导致局部软组织受损而出现轻微疼痛的症状，此时常伴有局部瘀青、肿痛等症状，这属于不正常的情况。

⑤ 胃肠炎：不洁饮食、免疫功能紊乱等因素，可以引起胃肠炎。此时孕妇胃肠道受炎症刺激而出现蠕动功能紊乱，便可能出现小腹痛的症状，伴有轻微的腹泻、腹胀、呕吐等症状，这属于异常表现。

除上述原因外，阑尾炎、子宫内膜炎、盆腔炎、先兆流产、异位妊娠等都可能引起上述症状，这些都不属于正常情况。因此，建议孕妇孕期日常生活应有规律，避免过度劳累和剧烈运动，饮食上多吃蔬果，少吃辛辣、油腻食品，禁止性生活，有异常情况及时就医。

（2）孕早期“见红”

女性怀孕的前3个月是最关键的时期，很多孕妇在这段时间可能会出现“见红”的现象，这样会让孕妇感觉到特别恐慌，会很担心流产。所以孕妇在孕早期一旦出现了“见红”的情况，建议尽早去医院检查，了解早期的“见红”究竟是何原因。

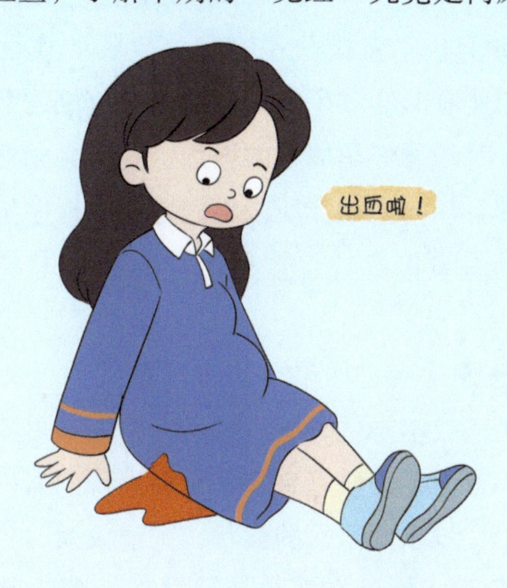

“见红”是阴道流血的一种说法，孕妇出现“见红”是否正常、如何处理，主要取决于具体的病因。在孕早期，阴道出血很常见，大约有50%的“准妈妈”都会遇到出血现象。主要表现为阴道出现少量血性分泌物，类似于月经初期或末期的出血量。出血的颜色可能呈粉色、红色或褐色。除生理性出血之外，还有可能是流产、宫颈息肉、子宫颈病变、葡萄胎或异位妊娠所引起的孕早期状况。

① 生理性出血：受孕成功后，孕囊在着床发育的过程中，可能会伤及子宫蜕膜的小血管，从而出现出血的情况。这是一种生理性出血，一般是自限性的，经过一段时间就会消失，在这期间孕妇需要多卧床休息、补充营养。

② 流产：如果孕妇在孕早期出血的同时，还伴有阵发性的腹痛，甚至出血量多于月经量，且出现了休克的情况，那么很有可能是流产。如果出血量比较少，那么很有可能是先兆流产，建议尽早去医院就医，保持卧床休息，大多数情况下胚胎都可以存活。

③ 宫颈息肉：息肉是子宫口处生长的良性小疙瘩，从息肉处流出来的血有时会和子宫颈流出来的分泌物混在一起，造成出血现象。有时随着怀孕周数的增加，息肉会稍微增大，但这对胎儿的安全没有任何影响，所以不需要采取保胎措施。医生会根据实际的情况将息肉拿掉，这是比较小的手术，不会对胎儿造成影响。

④ 子宫颈病变：如果孕妇在怀孕之前就有子宫颈病变，从而引起糜烂，或本身就有子宫颈息肉，那么可能在怀孕后因为激素改变导致表面毛细血管破裂，从而出现出血的情况。所以在孕妇怀孕初期一旦出现出血的症状，则建议及时进行子宫颈检查。

⑤ 葡萄胎：如果在怀孕初期发现为葡萄胎，那么孕妇也可能会出现出血的现象，出血的同时还可能伴有严重的孕吐或心悸等症状。

⑥ 异位妊娠：如果受精卵着床在子宫以外的地方，如输卵管，发育的受精卵在输卵管壁膨胀，从而出现管壁破裂造成出血。如果是异位妊娠引起的出血，那么一般发生在怀孕 7 ~ 8 周，多数异位妊娠的女性会有剧烈的腹部疼痛、脸色苍白、心跳加快且伴有严重的腹内出血的情况。

⑦ 黏膜出血：由于黏膜覆盖阴道或子宫口，而怀孕后腹腔内充血，所以性生活、妇科检查或是提重物都有可能引起轻微出血，出血一般会在短时间内自行停止。

孕妇在孕期应该特别留意自己的身体状况，要及时发现自身

的异常状态，及时去医院进行检查和治疗，就能够很好地保证母婴在孕期的安全，也能减少亲属的担心和忧虑。

4. 尿频、便秘怎么办?

（1）尿频

孕早期出现尿频症状时，首先排查是不是尿路感染，其次考虑是不是压迫导致的孕期正常生理性尿频。怀孕后由于前倾的子宫在盆腔内不断增大且压迫膀胱，会致孕妇出现小便量少但次数增多的现象，一般当子宫增大超出盆腔后，尿频症状会自然消失。

但是如果有尿频、尿急、尿痛、尿液浑浊或血尿、小腹不适等症状，就意味着孕妇可能出现了妊娠期合并尿路感染，需要及时到医院检查和治疗。尿路感染是孕期的常见疾病，2% ~7% 的女性在怀孕期间都曾发生过尿路感染，因此千万不可忽视了尿路感染的危害。

针对生理性尿频的建议：白天保证充分饮水，傍晚开始减少水分摄入，睡前 2 小时内尽量不饮水；睡姿采取左侧卧位，以缓解子宫对膀胱的压迫；每天做凯格尔运动，收缩盆底肌肉，增强对尿液的控制；排尿时，身体尽量前倾，有助于排空尿液、清空膀胱。

（2）便秘

怀孕期间，由于激素水平升高、活动量减少、饮食结构改变、增大的子宫对直肠形成压迫等情况，胃肠蠕动受到抑制，这使粪便难以排出而导致便秘。怀孕期间便秘会造成毒素无法顺利排出体外，对母体及胎儿均不利。怀孕期间长期习惯性便秘会引起痔疮，影响正常生活，还可导致肠梗阻，并发早产，严重者可能危及母婴安全。

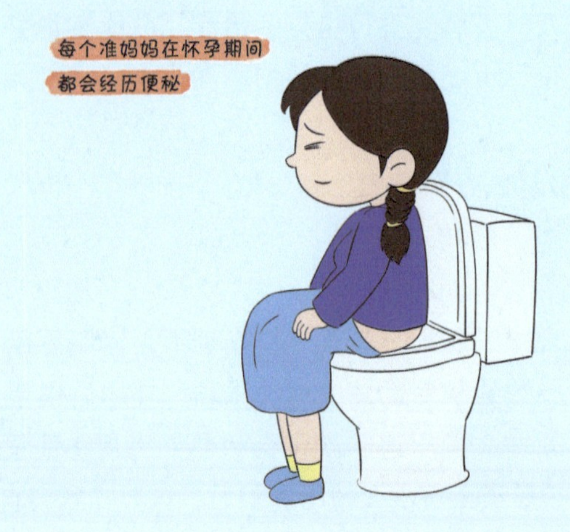

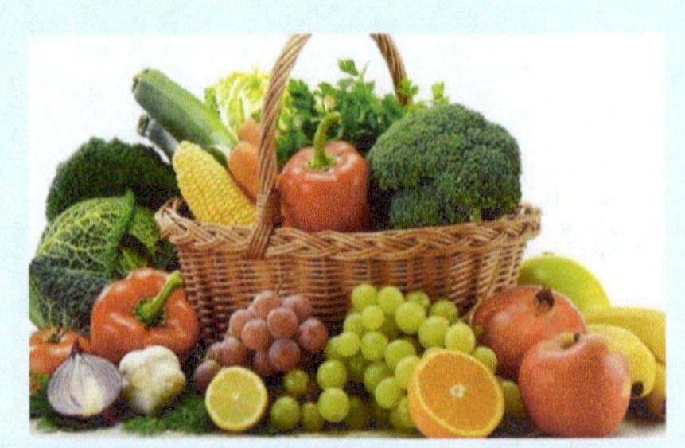

对于缓解便秘，我们建议：多吃芹菜、苹果等蔬果，以补充身体需要的膳食纤维和维生素，增加膳食纤维的摄入，每日保证 25 ~ 35 g，促进肠道蠕动；增加饮水量，每日保证 1.5 ~2 L 的饮水量；若出现肠道菌群失调、消化不良，可以通过摄入益生菌来调理，恢复肠道正常动力，告别便秘困扰；平时可以通过瑜伽、散步等较为温和的运动方式，增加自身活动量，以促进肠道蠕动，但是瑜伽需要在专业人员的指导下进行，避免产生不良后果；养成每日定时排便的习惯，结肠在晨醒和餐后最为活跃。

孕期便秘最好不要擅自使用开塞露等，会增加流产和早产的风险。如果便秘严重，孕妈妈一定不要害羞，应放心大胆地咨询医生，医生会选择安全的方式帮助改善便秘情况。

5. 你知道孕早期身体会发生什么变化吗？

（1）乳房变化

怀孕后的“准妈妈”会发现自己的身体开始出现一些变化，比如：怀孕后受体内增多的雌激素、孕激素、催乳素、胎盘催乳素、HCG等的影响，乳房渐渐胀大，乳腺管和腺泡增大，脂肪沉积，乳房有胀痛、触痛和麻刺感；乳头增大、变黑，容易勃起；乳晕颜色变黑，乳晕上的皮脂腺肥大形成散在的结节状小隆起，称为蒙氏结节。我们可以把这些身体的变化看作是为迎接小宝宝的到来身体的适应过程。乳晕变大又变深是为了方便宝宝辨识；乳晕上的白色小肿块即乳晕腺，可以清洁及润滑乳头，分泌气味帮助宝宝寻找乳头；随着乳房变大，乳房中的腺体取代部分脂肪，为宝宝的口粮准备好粮仓。在怀孕晚期时，若是乳房受到压迫会有淡黄色的液体溢出，称为初乳，这是一种正常的生理现象。

每个女性的身体状况不同，怀孕后乳房的变化也因人而异，上述变化不是绝对的。怀孕后，女性需要注意乳房的卫生清洁，并且观察乳房的变化。如果出现异常情况，需要及时就医，避免延误病情。同时，在怀孕期间还应注意定期产检，以了解胎儿各阶段发育情况和孕妇的身体情况。

（2）皮肤变化

怀孕会引起体内激素分泌的变化，导致黑色素增多、小血管受刺激等现象。这些变化可能导致皮肤出现手掌发红、色素沉着、长粉刺和痘痘等症状，具体分析如下。

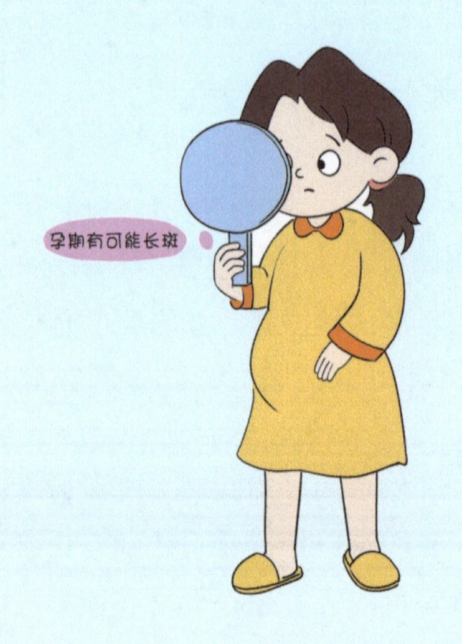

① 手掌发红。掌红斑可局限于小鱼际和/或鱼际隆起处，也可能呈弥漫性斑点状分布。掌红斑在浅肤色和深肤色孕妇中的发生率分别约为66%和33%。

② 色素沉着和妊娠纹。大多数女性在怀孕期间雌激素会增加，从而导致黑色素沉着，面部、乳晕、腹部正中线和外生殖器等部位会出现颜色变深、变黑的情况。此外，大部分女性在怀孕后期都会长妊娠纹，目前妊娠纹的产生机制尚不完全清楚。出现以上情况通常无须担心，产后会慢慢减轻。孕妇皮肤出现色斑以后，可以局部涂抹维A酸乳膏、维生素E乳膏或者芦荟胶等外用药物。这样能够防止局部皮肤损伤进一步加重，对后期色斑的消失也会有很大的帮助。在孕期长斑以后，一定要注意积极观察，同时要保持心情舒畅，必要时可以适当涂抹药物进行治疗，经过积极的调理以后，皮肤情况会有明显改善。

③ 长粉刺和痘痘。女性在怀孕后激素水平增高，皮脂腺受到激素的刺激，出油会更多、更频繁。通常这种变化对面部皮肤的影响是最大的，不仅会出现色素沉着、油光满面，还会长粉刺

和痘痘，或加重原本的皮肤问题。

对于怀孕后身体会出现的一系列变化，孕妇需要做好充分的思想准备和物质准备，学会自我心理调节以缓解压力。此外，需要注意合理、科学地安排饮食，避免营养不足或过剩，合理地运动，定期前往医院进行产检。

6. 孕期情绪不稳定怎么办？

女性怀孕期间情绪波动大，易哭、易怒、易烦躁，通常考虑与生理因素有关。这种情绪波动是怀孕期间激素水平逐渐上升导致的自然生理反应，或者与女性怀孕以后的心理因素及身体因素有关。

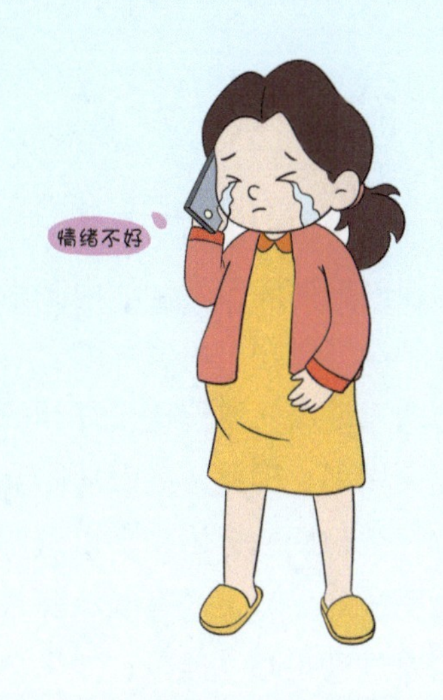

① 生理因素：受怀孕期间急剧变化的激素水平影响，孕妇可能会经历情绪波动，表现为情绪控制能力下降、易哭、易怒、易烦躁等情况。这些变化多为正常现象，但仍需要及时进行调节。

②心理因素：如果孕妇情绪波动较大，出现易哭、易怒、易烦躁的情况，加之怀孕后有较多不确定的因素，如过度担忧、心理波动较大等，可进一步加重焦虑和抑郁状态。必要时建议进行心理疏导，给予孕妇足够的关爱与支持。在怀孕期间要放平心态，避免胡思乱想，可通过认知疗法、放松疗法缓解不良情绪造成的困扰。

③身体因素：如果思虑过重，严重影响睡眠和休息，或者是孕吐反应较严重，可能会出现怀孕期间身体不适导致情绪波动大，表现为易哭、易怒、易烦躁等情况。如果孕吐或身体不适严重影响生活质量，建议及时就医，遵医嘱缓解孕吐等不适症状。

各位孕妈妈在怀孕初期情绪最不稳定。有问题请及时向身边的家人和朋友寻求帮助，保持愉快的心情。

7. 怀孕后阴道分泌物增多怎么办?

女性怀孕后月经会停止，但白带却不会停止，反而还会出现增多的情况。这是因为在妊娠期间，女性体内激素分泌发生巨大变化，受胎盘分泌的雌孕激素影响，阴道黏膜会有充血、水肿等表现，且通透性也会有明显增高，渗液比没怀孕时有所增多，同时子宫颈管腺体分泌也会增多。因此，妊娠期间女性阴道分泌物要比非孕期明显增加。怀孕初期的分泌物多以透明水状、偶尔一次的淡黄色为主，且无明显的异味，或有淡淡腥气，这属于正常的生理现象，通常不需要过度担心。但是，如果孕期白带有以下几个变化，那就要警惕起来了。

（1）白带有异味

当“准妈妈”发现阴道分泌物颜色改变，呈现出黄色、灰白色，且伴随浓烈的腥臭味，那一般都是细菌性阴道炎的信号。

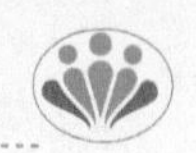

该疾病也是孕期常见的妇科病之一，与阴道菌群失衡有关。除了白带会有异常外，孕妇还可伴随阴部剧烈瘙痒、越抓越痒等症状。在严重情况下，孕妇还会出现发热、腹部疼痛等不适，子宫也会因此异常收缩，对胎儿发育十分不利，需要及时治疗。

（2）白带如同豆腐渣

白带类似豆腐渣一般，且伴随外阴瘙痒、阴部异味等，往往是霉菌感染的表现，在临床上多见于霉菌性阴道炎。对于孕妇而言，霉菌引发的瘙痒感难以忍受，甚至无法入睡，所以应在医生建议下积极进行治疗，平时还要注意保持外阴清洁和干燥。

（3）清水样白带

若孕妇在怀孕期间患上了盆腔炎，也会造成白带性质的改变，主要以清水样白带为主，且白带量非常大，每天需多次更换内裤。除此以外，患者还会有腰痛、下腹痛等症状，这些都是盆腔炎的典型表现。此时孕妇应积极进行检查，避免炎症影响到胎儿发育。

除白带的异常变化外，如果孕期有正常的白带增多，孕妇也应学会照护自己，做好以下几点很有必要。

① 注意卫生。常换内衣裤，保持外阴的干燥和清洁，多洗澡且尽量采用淋浴的方式。

② 穿合适的内裤。选择内裤时要注意选择吸水性较好的棉质内裤，而不要选尼龙材质的内裤。

③ 注意阴部的清洁。因为分泌物增多，所以要多清洁阴部，但要注意用清水即可，避免用消毒水，以免破坏阴道的环境。

④ 了解原因，对症下药。孕期若在白带增多的同时，还出现了外阴瘙痒等症状，千万不要盲目使用私处清洁产品或碱性较强的洗液，而是要积极就医咨询。当确诊为妇科疾病后，应按照医生建议进行治疗。

8. 孕期食欲不振或常有饥饿感怎么办?

食欲不振是孕早期最容易遇到的问题，也是很正常的现象。孕期激素变化导致味觉异常、胃肠道蠕动减弱、恶心、呕吐、便秘等症状，引起食欲不振。很多孕妈妈一般在孕5周多的时候，就开始没胃口、吃不下饭，甚至恶心、呕吐，超过90%的孕妈妈在孕期都会经历不同程度的恶心或呕吐，在孕9～12周的时候最明显。多数孕妈妈在孕16～20周就可以正常饮食了。孕期可以通过以下方式缓解食欲不振的情况。

① 少食多餐、细嚼慢咽、餐后活动。

孕期胃肠道功能减弱，吃下去的食物不容易消化，所以正餐不能吃得太饱，太饱容易恶心，从而影响食欲。食欲不佳的时候，每一餐可以少吃一点，然后增加每天吃饭的次数，同样可以满足营养需求。每次吃东西的时候，都应该细嚼慢咽，吃完东西后可以适当活动，比如散步或慢走15～30分钟，有利于更好地消化，不要马上坐下甚至躺下。

② 避免长时间空腹，适当增加餐间零食。

孕妈妈要掌握好进食规律，在感觉到有一点饿的时候就立即吃一点东西，避免长时间空腹，也是对胃的一种保护。推荐每两餐之间可以适当加餐，随身携带一些健康的小零食，比如谷物脆片、蔓越莓干、苏打饼干、酸奶等，也可以选择一些口味酸甜、清爽的水果，酸酸的味道可以促进口水的分泌从而增强食欲，同时也能够补充维生素C。

③ 注意食物的选择，保证营养摄入均衡。

孕期应该尽量避免高热量的油腻食物，其不仅对健康无益，还可能增加孕妈妈的恶心等不适感。在孕早期的饮食上，要优先

保证碳水化合物，也就是主食的摄入量。米饭、面条、包子、粥、杂粮都是可以的。对于其他常见的食物，如肉类及蔬菜等的搭配，由于每个人的口味不同，在保证营养均衡摄入的前提下，根据个人喜好选择就好。

很多孕妈妈的胃口特别好，总是觉得饿，这种情况大部分也都是正常的。有研究显示，怀孕后总的进食量会较怀孕前增加10%～15%。孕期容易饿的原因主要有以下三点。

① 能量需求增加。

怀孕后，孕妈妈的能量需求增加，就会想多吃东西，这和我们运动之后会感觉到饿是一个道理。怀孕早期，胎儿比较小，孕妈妈需要的额外能量比较少，再加上早孕反应的影响，食欲增加可能并不明显，有些孕妈妈的食欲还会出现减退的情况。但到了孕中期，早孕反应消失了，胎儿迅速生长，孕妈妈的能量需求也随之增加。这时候，孕妈妈可能会感到特别容易饥饿。

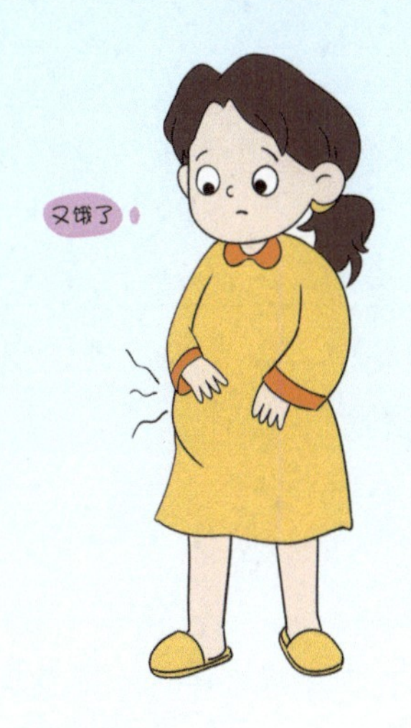

② 孕激素水平变化。

怀孕后，孕妈妈体内的孕激素水平升高，孕激素具有刺激食欲的作用。一些孕吐不那么明显的孕妈妈，很可能从孕早期开始，就会感觉到食欲的增加，容易饥饿。

③ 控制食欲的信号发生变化。

我们的饥饿感会受到神经中枢和消化系统释放的一些信号（神经肽类物质）调节，有些信号会刺激食欲，而有些信号则会抑制食欲。平时，这两种信号会随着我们吃东西的周期处于一种动态的平衡状态。怀孕后，这个平衡会发生偏移，刺激食欲的信号占据主导，孕妈妈也因此会比平时更容易感到饥饿。

值得注意的是，孕妈妈怀孕期间还应该注意控制体重。如果孕妈妈无节制地进食，体重增长过快，易引发妊娠期高血糖、妊娠期高血压，还容易引起早产和难产。孕妈妈过于肥胖，不仅对自己的身体有伤害，而且还会显著增加巨大儿的风险，所以营养过剩也是一种负担。孕妈妈可以通过以下几点，达到补充营养和控制体重的效果。

① 三顿正餐定时、定点吃，一次不要吃太多，适量最好。尽量做到少食多餐，偶尔可以搭配些点心。

② 用蔬果、坚果等低糖食物替换蛋糕、巧克力等高热量食物。

③ 食物多样化，蔬菜、水果、谷物、肉类一样都不能少。

④ 重质不重量，正餐前可以先喝点汤，把餐具换成小一号的，可以很好地控制进食量。

⑤ 餐后记得要适当运动。

第二章　产前筛查

1. 你知道什么是出生缺陷吗?

出生缺陷即先天畸形或先天异常，是指婴儿在出生前发生的身体结构、功能或代谢的异常，通常包括先天畸形、染色体异常、遗传代谢性疾病以及功能异常（如视力、听力、智力障碍等）。出生缺陷是导致早期流产、死胎、婴幼儿死亡和先天残疾的主要原因。

目前已知的出生缺陷有几千种，常见的出生缺陷包括：无脑儿、脑积水、开放性脊柱裂、脑脊膜膨出、唇腭裂、多指（趾）、先天性心脏病、21 三体综合征（唐氏综合征）、先天性听力障碍、马蹄内翻足等。我国出生缺陷发生率排名前五位的是：先天性心脏病、唇腭裂、多指（趾）、脑积水、马蹄内翻足。

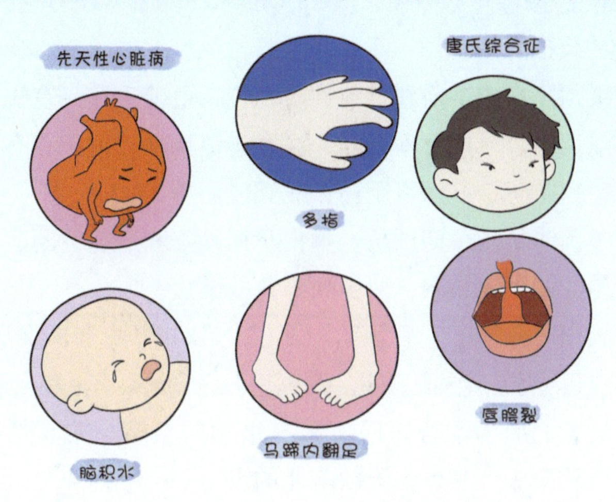

引起出生缺陷的原因包括：

① 遗传因素：染色体畸变、基因突变等，可引起的最常见疾病有 21 三体综合征、18 三体综合征、地中海贫血等。

② 环境因素：环境也是影响胎儿畸形的原因之一，包括药物、毒物、感染、辐射等。

③ 遗传和环境因素交互作用。

④ 烟、酒等其他因素。大量酗酒后胎儿发生畸形的风险会很大。

2. 如何预防出生缺陷?

我国出生缺陷总发生率约为5.6%，平均每30 秒就会诞生一名缺陷儿。以全国年出生数1 600 万计算，每年新增出生缺陷儿约90 万名，其中约40%的出生缺陷儿会发展为终身残疾。为提高人口素质，减少出生缺陷和残疾，我国将每年的9 月12 日定为“中国预防出生缺陷日”。

世界卫生组织（World Health Organization，WHO）提出了出生缺陷三级预防策略：

一级预防：指婚前和孕前预防，包括适龄生育、重视遗传咨询、孕前保健、孕期合理营养，注意避免接触放射源和有毒、有害物质，预防感染，谨慎用药，戒烟戒酒等。

二级预防：指孕期预防。重视孕期筛查和产前诊断，可以早期识别胎儿的先天缺陷，减少缺陷儿的出生。

三级预防：指出生后预防。新生儿出生后要重视疾病筛查，及早发现和治疗出生的缺陷儿，提高患儿生命健康水平和生活质量。

准父母们应当配合医院实施三级预防策略，尤其是一级预防，可以从源头上减少先天缺陷儿的出生。

为进一步加强出生缺陷防治健康教育，深入推进出生缺陷综合防治和健康中国建设，国家卫生健康委组织编写了《出生缺陷防治健康教育核心信息》20条。

① 禁止近亲结婚，降低遗传性疾病的发生风险。

② 准备结婚的男女双方应当主动接受婚前医学检查等婚前保健服务。

③ 提倡适龄生育，避免高龄妊娠。

④ 倡导计划怀孕，减少意外妊娠。

⑤ 养成健康生活方式，科学备孕。

⑥ 提高自我保护意识，避免接触有毒有害物质。

⑦ 计划怀孕的夫妇应当接受孕前优生健康检查。

⑧ 有遗传病家族史或不良孕产史的夫妇应当到医疗机构接受针对性的咨询指导。

⑨ 积极治疗自身疾病，维持良好孕育条件。

⑩ 孕期谨慎用药，必要时应当在医生指导下合理用药。

⑪ 增补小剂量叶酸，预防胎儿神经管缺陷发生。

⑫ 地中海贫血高发地区的夫妇双方应当接受地中海贫血筛查。

⑬ 及时建档立卡，定期接受产前检查。

⑭ 孕期合理膳食、均衡营养，保持体重适度增长。

⑮ 首次产前检查时应当接受艾滋病、梅毒、乙肝筛查。

⑯ 孕中期应当接受超声产前筛查，及时发现严重胎儿结构畸形。

⑰ 孕期应当接受唐氏综合征产前筛查。

⑱ 新生儿出生后应当及时接受相关疾病筛查。

⑲ 0～6岁儿童应当定期接受儿童保健服务。

⑳ 出生缺陷患儿应当及时接受治疗和康复训练。

3. 产前筛查和产前诊断是什么?

产前筛查通常是指采用简便、可行、无创的检查方法，对发病率高、病情严重的遗传性疾病或先天畸形进行产前普遍性筛查，检出子代具有出生缺陷高风险的人群，包括孕早期或孕中期通过血清学和超声检查等来预测胎儿患有唐氏综合征和其他染色体异常的风险，以及在孕中期通过超声进行胎儿结构异常的筛查。胎儿无创产前 DNA 检测（non-invasive prenatal testing, NIPT）也属于筛查，这类筛查结果阳性意味着胎儿患病风险升高但并非确诊，需要进一步行产前诊断确诊；而筛查结果阴性则提示胎儿患病风险较低但并非完全排除，需要后续定期进行产前检查。产前筛查还包括对孕妇疾病的筛查，例如甲状腺功能筛查、妊娠期高血糖筛查、子痫前期筛查、早产筛查等。产前筛查适用于没有任何已知出生缺陷风险的最广泛的妊娠人群，其作用是发现高危妊娠并督促做好进一步的产前诊断。强调一点，绝大多数出生缺陷发生在没有任何已知风险的妊娠人群中，可见产前筛查的重要性。

产前诊断又称为“宫内诊断”或“出生前诊断”，是在胎儿出生前应用各种先进的检测手段，包括影像学（如超声、核磁共振等）、生物化学、细胞遗传学以及分子生物学等技术，通过对胚胎或胎儿的直接检测或通过对母体的间接检查，预测胎儿在宫内的生长发育情况，对先天畸形和遗传性疾病做出诊断。常用的方法包括绒毛活检、羊水穿刺、脐静脉穿刺等。简单来说，产前诊断就是在胎儿出生前对其是否患有某些遗传性疾病进行检测诊断。产前诊断的对象为出生缺陷的高危人群，除了产前筛查中的高风险人群外，还包括根据病史和其他检查确定的高风险人群。

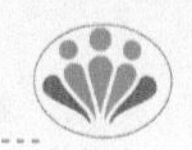

具有以下高危因素的孕妇建议进行产前诊断。

① 年龄为35岁或35岁以上。

② 曾经分娩过存在严重出生缺陷的宝宝。

③ 怀孕早期曾经接触过可能会导致宝宝发育异常、引起出生缺陷的物质。

④ 在产检时超声检查提示羊水过多或者过少。

⑤ 夫妻双方有一方存在先天性或遗传性疾病，又或者家族中存在遗传病史。

⑥ 产前筛查发现宝宝发育异常，或者怀疑结构畸形。

⑦ 医生认为有必要进行产前诊断的其他情形。

为排除胎儿患有某些遗传病，低危孕妇一般会先进行产前筛查，如果存在高风险，再进一步接受产前诊断。产前筛查和产前诊断是出生缺陷二级预防的最重要手段。

4. 什么是颈项透明层（NT）检查?

颈项透明层（NT）检查适合所有孕妇，尤其针对以下情况：夫妇一方是染色体平衡易位携带者，孕妇患有贫血、糖尿病、高血压、严重营养障碍等疾病，吸烟、酗酒，孕早期有X线照射史或病毒感染，有异常胎儿妊娠史，有遗传病家族史或经历过试管婴儿等。

NT检查是在孕11～13^{+6}周做的特殊的超声检查，它是通过超声测量胎儿颈后透明层的厚度来判断胎儿是否有患染色体疾病、严重先天性心脏病及罕见综合征的风险。

正常胎儿淋巴系统建立之前，少量淋巴液聚集在颈部淋巴管内，形成NT。14周以后胎儿淋巴系统发育完善，聚集的淋巴液会迅速引流到颈内静脉，NT即颈项透明层通常会消退。NT的变

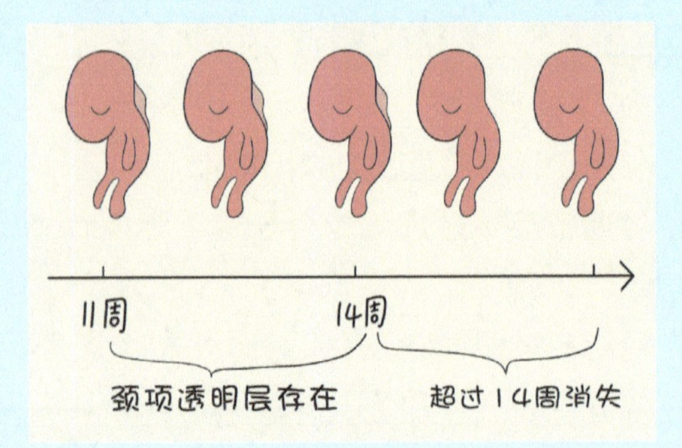

化与孕周密切相关，因此规定测量其厚度的时间也很严格。一般在孕 11～13^{+6}周的时间段内进行，此时胎儿头臀长（crown-rump length，CRL）为 45～84 mm。在孕 11～13^{+6}周，98%～100%的情况下可测量到 NT 的厚度；而在孕 14 周时，这一比例则降至 11%。所以一定要掌握检查时间，避免错过做 NT 检查的时机。

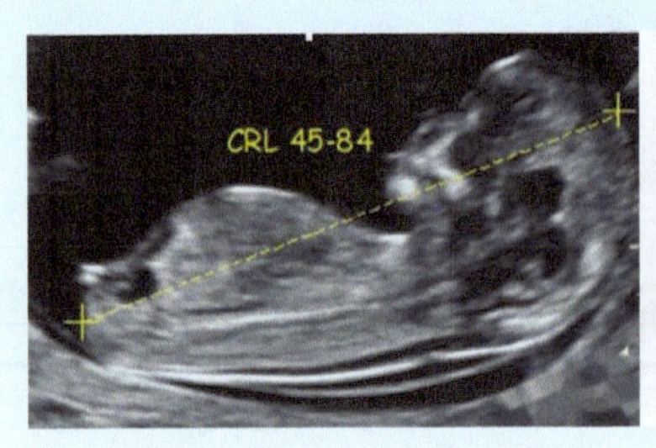

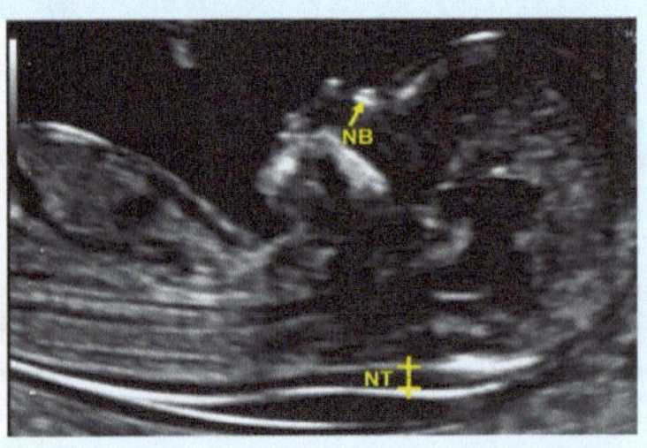

通常情况下，大家会以 NT 厚度 2.5 mm 作为一个切割值。NT 厚度达到或超过 2.5 mm 时，胎儿发生染色体异常、心脏畸形和胎死宫内的风险就会增加；但在临床工作中，并不是简单地将 2.5 mm 作为唯一的切割值。所以，发现 NT 增厚后，孕妈妈应尽快去产前诊断中心就诊，医生会根据具体情况进一步建议孕妈妈行绒毛穿刺或羊水穿刺，来明确胎儿是否存在染色体异常，并根据染色体检测结果评估胎儿的预后。如果染色体检测结果异常，需要做产前咨询，医生会根据胎儿染色体异常的分类来告知孕妈妈可能的妊娠结果，并提出专业的医学建议。如果染色体检测结

果未见异常，那么孕妈妈需要继续按时进行产检和产前筛查，仍需做好排畸检查及胎儿心脏超声检查。若建卡时孕周偏大错过了NT检查，也不用过于担心，后期仍有其他检查来进一步评估情况。

NT检查的常见误区：有些孕妈妈会认为，只要做NT检查就能够检查出所有的畸形胎儿，但其实NT检查仅仅属于筛查，是早期发现胎儿异常的一种有效的影像学方法。NT厚度增加，仅表示发生胎儿异常的可能性增加，提示需要进行进一步检查。

5. 什么是唐氏综合征?

人类有23对共46条染色体，包含了调控胎儿发育的全部遗传信息。唐氏综合征患者的21号染色体比正常人多了1条。唐氏综合征是以英国医生John Langdon Down的姓氏命名的，以纪念他1866年首次对这类疾病的面部特征进行完整的描述。唐氏综合征称为Down Syndrome，也就是我们常说的先天愚型或先天性智力低下，又称为“21三体综合征”，其患儿常称为“唐氏儿”“唐宝宝”。该病是最常见的染色体疾病之一，发生风险与母亲的分娩年龄有关，年龄越大其发生风险越高。

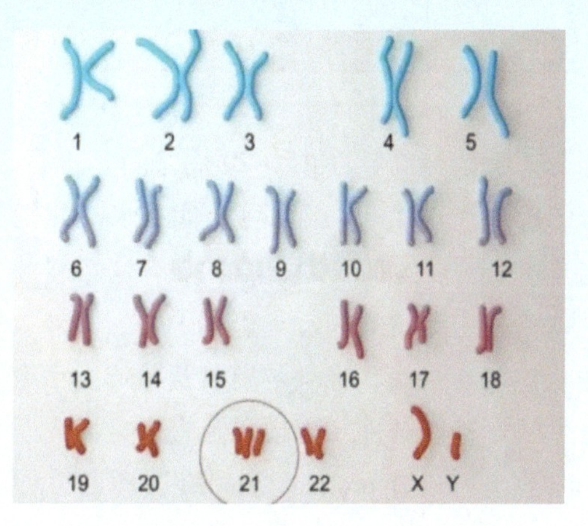

唐氏综合征患者主要表现为智力障碍、生长发育迟缓和特殊面容（如表情呆滞、眼距宽、鼻梁塌、张口结舌等），可伴有多器官畸形。“唐氏儿”生活不能自理，终身需要他人照顾，而且尚无有效治疗方法。唐氏综合征的发生具有偶然性和随机性，每位怀孕的妇女都有可能生出“唐氏儿”。我国唐氏综合征发生率为1/800~1/600，占染色体疾病的80%。在有过“唐氏儿”的家族中，其发生率更高。即使在正常人群中，随着孕妈妈年龄的增加，胎儿发生唐氏综合征的概率也逐渐增加：如孕妈妈年龄在35~39岁，概率为1/350；孕妈妈年龄超过40岁，概率可高达1/100。因此，我们倡导适龄生育，怀孕后主动接受唐氏综合征筛查，做好孕期保健，科学孕育健康生命，以避免“唐氏儿”的出生。

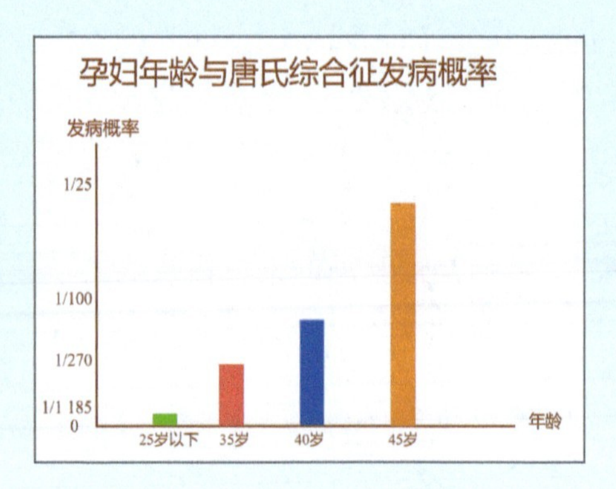

唐氏筛查在特定孕周（孕15~20周之间）进行。一般来说，做唐氏筛查的前一天晚上12点以后禁食禁水，第二天早上空腹来医院抽取2 mL静脉血即可检查。空腹不是必须的，检查前也可低脂清淡饮食，避免食入肉、鸡蛋和牛奶。另外，检查结果还与月经周期、体重、身高、准确孕周以及胎龄大小有关，最好在检查前向医生咨询检查的注意事项。筛查包括抽取孕妇静脉血测定甲胎蛋白（alpha-fetoprotein，AFP）、HCG、游离雌三醇

（unconjugated estriol，uE_3）和抑制素 A（inhibin A）（每个医院的具体检测项目略有不同，有二联、三联或四联），结合孕妇预产期、体重、年龄和采血时的孕周计算出“唐氏儿”的危险系数，这样在假阳性率为 5% 时可以查出 60% ~80% 以上的唐氏儿。

如果唐氏筛查结果显示胎儿患有唐氏综合症的危险性比较高，应进一步进行确诊性的检查，如羊膜穿刺、绒毛活检及超声检查。由于唐氏综合征是一种偶发性疾病，因此每位孕妇都有可能生出“唐氏儿”。尽管通过唐氏筛查无法完全准确地判断宝宝是否患有唐氏综合征，但这是判断胎儿是否患有唐氏综合征的最简便、经济且对胎儿无损伤的检测方法，建议每位孕妇都要重视唐氏综合征的筛查。

6. 不同产前筛查的区别有哪些？

目前产前筛查主要有无创产前 DNA 检测和传统的唐氏综合征筛查，两者存在一些差异（表 1）。

无创产前 DNA 检测（NIPT），又称母体外周血胎儿游离 DNA 检测。该检测利用高通量测序技术，对母体外周血血浆中的胎儿游离 DNA 进行测序，结合生物信息学分析，得出胎儿患染色体非整倍体疾病和遗传性疾病的风险。

胎儿在子宫内通过脐带和胎盘与母体进行物质交换，完成新陈代谢，所以胎儿表面的皮肤、体内脱落的细胞等会形成染色体碎片游离到母亲血液中。高通量测序技术可以捕捉到母体血液中这些 DNA 碎片并进行分析。通过抽取孕妈妈的血液来完成检测，对孕妇和胎儿无创伤。而且 DNA 相对比较稳定，不受饮食的影响，故检查前无须空腹，只需抽 10 mL 外周血即可进行检测。无创产前 DNA 检测的适宜孕周为 12～22^{+6}周，目标筛查疾病为 21 三体综合征（唐氏综合征）、18 三体综合征（爱德华综合征）、13 三体综合征（帕陶综合征）。

表 1　无创产前 DNA 检测（NIPT）和唐氏筛查的区别

项目	检查项目	
	NIPT	唐氏筛查
能否筛查 21 三体综合征	能	能
能否筛查 18 三体综合征	能	能
能否筛查 13 三体综合征	能	不能
能否筛查开放性神经管畸形	不能	能
检查时间	孕 12～22^{+6}周	孕 15～20^{+6}周
检测方法	抽血	抽血

唐氏筛查优点：经济实惠、操作简单，无创伤并且安全方便，是孕检必查项目。缺点：检出率及准确率低（就算最全面的早中期联合筛查也只能检出 60%～70% 的患儿），假阳性率高（唐氏筛查结果为高危的，经确诊最后很大一部分都不是阳性）。

NIPT 优点：无创、无须空腹，只需抽取静脉血，检出准确率高、假阳性率低，检出率约为 99%，假阳性率 <0.05%。缺点：费用高、不能对全部染色体进行筛查，目前仅针对 21 三体综合征、18 三体综合征、13 三体综合征，对嵌合型染色体异常无法检测。

无创 DNA（升级版）也就是无创 DNA-plus，扩展了检测病种，除以上 3 种染色体疾病外，还可额外评估另外 10 种其他染色体非整倍体（标准型）异常及 69 种标准型染色体缺失/重复综合征风险（包含 21 三体综合征、18 三体综合征和 13 三体综合征在内的共计 82 种目标筛查疾病）。此部分目前积累的数据及可参考的样本有限，与 21 三体综合征、18 三体综合征、13 三体综

合征的筛查相比，其检测效果可能有所下降，检测结果不能视为产前诊断结果。目前此部分内容仅适用于单胎和同卵双胎检测，并以附加报告的形式发放。

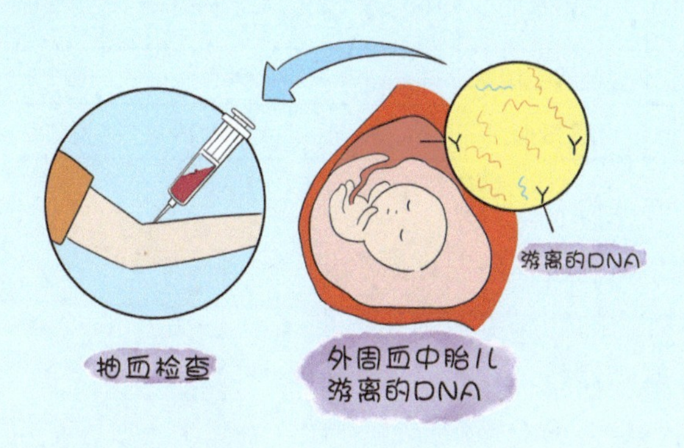

7. 产前诊断是如何做的?

产前诊断是为有产前诊断指征的孕妇，采集胎儿的标本送至实验室，针对其需要检测的项目对标本进行培养、检测、分析，临床医生根据实验室数据及其他检查信息给予胎儿诊断的过程。

在产前对胎儿的诊断性检查中，有三种穿刺术，分别是羊水穿刺、绒毛穿刺和脐带血穿刺。这三种穿刺方式都属于产前诊断，主要在穿刺部位、孕周以及要查的病因上有所区别。穿刺，是指将穿刺针刺入体腔的不同部位以抽取分泌物做化验的一种诊疗技术。随着医疗技术的成熟，穿刺过程通常比较安全，但仍存在流产和感染的风险，会有穿刺失败的概率。下面就简单介绍这几种穿刺方式，让需要做产前诊断的孕妈妈在充分了解后避免出现不必要的焦虑（表 2）。

表 2 三大穿刺术的区别

穿刺术	抽取样本	检查周数	准确率	流产率
羊水穿刺	羊水	$16\sim23^{+6}$周	大于99%	0.1%～0.3%（单胎）/2.7%（双胎）
绒毛穿刺	胎盘绒毛组织	$11\sim13^{+6}$周	98%	0.2%～2%
脐带血穿刺	脐带血	20周以上	大于99%	0.2%～2%

（1）羊水穿刺

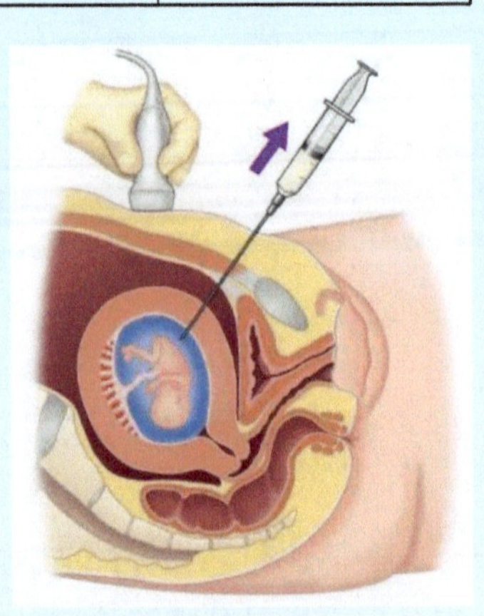

羊水穿刺过程不需要麻醉，因为注射麻醉药的疼痛可能会比羊水穿刺本身还要强烈。在刚刚刺入时多数孕妈妈只会感觉轻微疼痛，类似于刺手指取血的痛感，是可以承受的。抽取羊水的时间建议在孕 $16\sim23^{+6}$周，选择这个孕周的原因如下：在这个时间段内，胎儿较小，胎儿周围有比较宽的羊水带，抽取羊水较为安全，不易伤到宝宝；此时羊水中胎儿脱落的细胞较多，后续进行检测成功率较高。

羊水穿刺时医生会在超声引导下进行操作，整个过程不到 5 分钟，所以孕妈妈不必为此感到紧张。羊水穿刺属于侵入性的产前诊断方法，因而并不是绝对安全的，存在 0.1%～0.3%（单胎）/2.7%（双胎）的流产率，其他风险还包括胎儿宫内感染、出血、羊水渗漏、胎儿损伤等。然而现在羊水穿刺已经是一种成熟、安全的技术了，发生以上风险的概率相对较低。羊水穿刺后，孕妈妈回家要注意有无胎动变化及腹痛、阴道流血、流水等异常情况，如有不适及时就医。

（2）绒毛穿刺

绒毛穿刺是指在超声引导下获取胎盘绒毛组织进行取样分

析，主要用于染色体病、单基因病、基因组病的产前诊断。通常在孕11～13^{+6}周进行。作为一种侵入性的产前诊断方法，绒毛穿刺可能造成流产（流产率0.2%～2%）、阴道出血、宫内感染等风险。绒毛穿刺可以在妊娠早期进行，而羊水穿刺适宜时间为孕16～23^{+6}周。绒毛取样检查可比羊水穿刺检查提早4～8周进行。一些孕妇选择这一检查的原因是她们想尽早知道结果以便做出有关妊娠的决定。

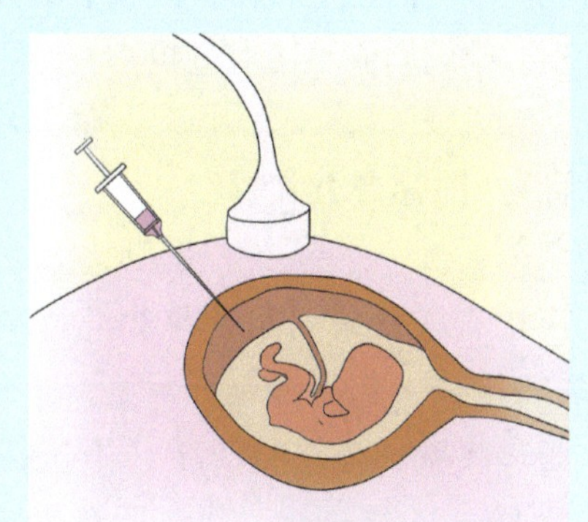

（3）脐带血穿刺

脐带血穿刺又称为脐静脉穿刺，医生会借助超声观察胎儿、胎盘、宫颈内口，并测量胎心率及头臀长，制订安全的进针路径，并在超声的引导下进针抽吸所需脐血量，一般不超过5 mL。

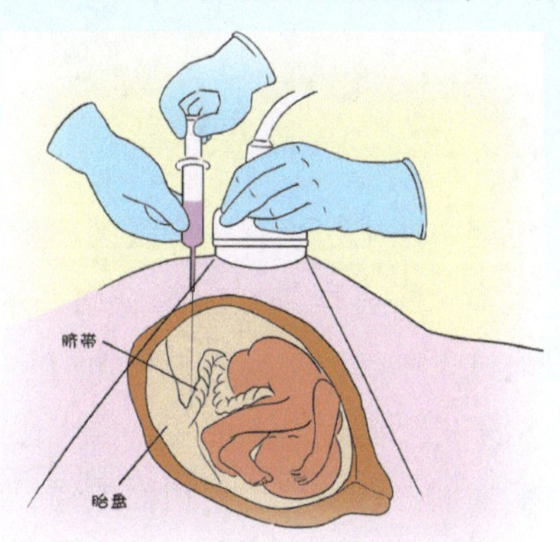

脐带血穿刺是孕中晚期的孕妈妈可以选择的一种比较成熟的产前诊断方法，一般在孕 20 周以后进行，主要用于染色体病、单基因病、基因组病和血液相关疾病的产前诊断，以及某些宫内输血等治疗。

脐带血穿刺可能引起胎儿宫内感染、胎盘出血、胎盘早剥、胎儿损伤、自然流产/早产、脐带出血、血肿或血栓形成等。脐带血穿刺一般由经验丰富的医生操作，医生会最大限度地减少或避免并发症的发生，孕妈妈们不用太过担心。

8. 你知道还有哪些产前筛查方式吗?

胎儿系统超声检查（Ⅲ级）也就是胎儿排畸彩超，是对胎儿各器官进行系统检查，包括颅脑、唇、鼻、眼、心脏、肝、胃、肾、膀胱、肠、腹壁、脊柱和四肢（不包括手指、足趾）。该项检查通常在孕 18 ~ 24 周进行，建议所有孕妇在此时期接受一次胎儿系统超声检查。

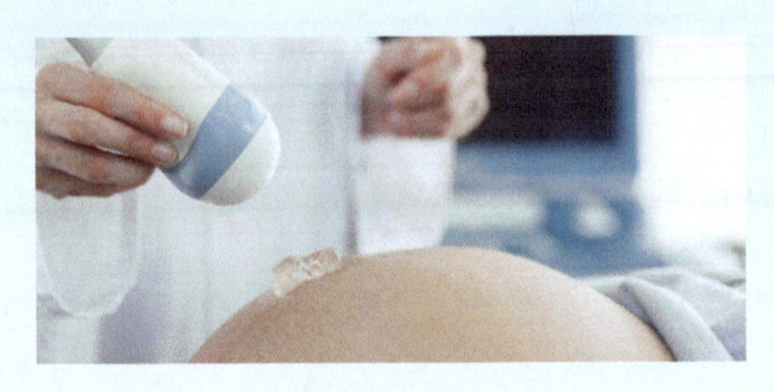

目前大家对三维、四维超声有一个误区，认为三维、四维超声看得更清楚。其实，所有产科彩超都是用二维切面在做检查。如果超声医生仅通过三维、四维成像进行超声检查，大部分胎儿畸形是不能筛查出来的。就像给人照相，是无法直观地看出这个人的体内是否有疾病的。二维超声是切面成像，只能看到一个断

面，超声医生主要通过二维超声图像获取诊断信息。而三维、四维超声则能够提供立体图像，是二维超声诊断的辅助诊断方法，仅用于提供辅助的诊断信息。三维超声是静态的，四维超声是动态的，可以让准妈妈看到胎儿一连串的动作。但不管是哪种超声，都不可能发现所有的胎儿畸形。三维、四维超声只是能提供胎儿的立体图像，用它们判读胎儿畸形的能力并不比二维超声高，所以产前超声的核心仍然是二维超声。其实产科超声医生大多数时间都在用二维图像来观察胎儿的内部及表面结构。胎儿排畸彩超和胎儿心脏彩超就是用高清晰度的二维彩超图像来诊断胎儿结构有无异常。

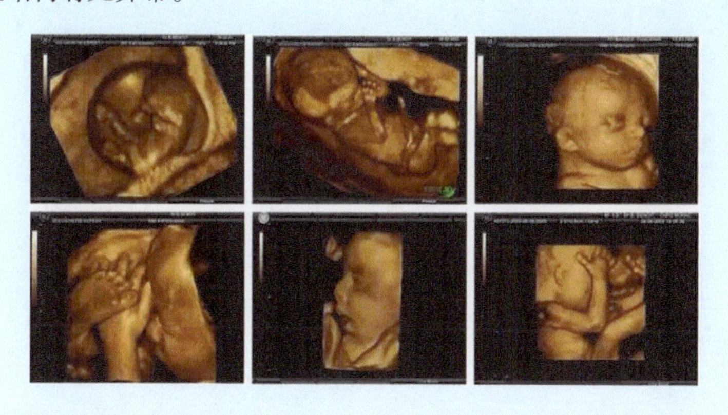

超声软指标是指胎儿超声检查时发现的胎儿结构的微小异常，这些指标并非明确提示结构异常，可能是正常的生理变异或暂时出现在特定妊娠阶段的一些结构改变。超声软指标的种类繁多，包括心室内强回声光斑或心内灶性强回声、侧脑室增宽、肠管回声增强、肾盂扩张等。这些指标常常一过性存在，在正常的胎儿中也可能出现，不具有特异性。

超声软指标不是固定不变的结构畸形，随着孕周的增长，这些软指标可能会消失。它们的出现仅代表了胎儿患有非整倍体染色体异常的风险增加，但并不意味着宝宝有问题，需要进一步排查染色体异常的风险。但是若一个胎儿检测出多个超声软指标，往往提示胎儿出现染色体异常的风险明显增加。因此，超声软指标是作为胎儿非整倍体染色体异常筛查的一个重要补充，虽然超声软指标不一定提示宝宝有问题，但我们仍然应该关注它。

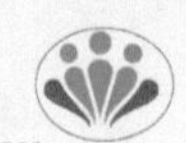

第三章　妊娠期高血压疾病

1. 你知道什么是“妊高症”吗?

妊娠期高血压疾病（简称“妊高症”）是一种常见的产科并发症，会对孕产妇和胎儿的健康和安全带来严重威胁，同时也是孕产妇死亡的主要原因之一。根据最新的《妊娠期高血压疾病诊治指南（2020）》，该疾病被分为4类：妊娠期高血压、子痫前期-子痫、妊娠合并慢性高血压、慢性高血压伴发子痫前期。

（1）妊娠期高血压

在孕20周后，首次出现收缩压≥140 mmHg和(或)舒张压≥90 mmHg，同时尿蛋白检测结果为阴性。

（2）子痫前期-子痫

除了妊娠期高血压外，孕妇出现以下任何一种症状则为子痫前期。① 蛋白尿：尿蛋白定量≥0.3 g/24 h，或尿蛋白/肌酐比值≥0.3，或随机尿蛋白≥(+)；② 出现心脏、肺、肝脏、肾脏等重要器官的异常改变，或者血液系统、消化系统、神经系统异常，或者胎盘和胎儿受累。

在子痫前期的基础上发生无法用其他原因解释的强直性抽搐，可能在产前、产时或产后发生，也可能在没有临床子痫前期表现时发生。

（3）妊娠合并慢性高血压

孕妇存在各种原因的继发性或原发性高血压，各种慢性高血压的病因、病程和病情表现不一，如：孕妇既往有高血压病史，或在孕20周前出现收缩压≥140 mmHg和(或)舒张压≥90 mmHg，而孕期并未明显加重；或者在孕20周后首次发现高血压，且其持续到产后12周以后。

（4）慢性高血压伴发子痫前期

慢性高血压的孕妇，在孕20周前无蛋白尿，孕20周后出现尿蛋白定量≥0.3 g/24 h或随机尿蛋白(+)及以上，清洁中段尿并排除尿少、尿比重增高时的混淆；或孕20周前有蛋白尿，孕20周后尿蛋白量明显增加；或出现血压进一步升高等上述重度子痫前期的任何一项表现。

2. 哪些人容易患“妊高症”?

虽然已有大量关于妊娠期高血压疾病的基础及临床研究，但目前尚未进行关于妊娠期高血压疾病的流行病学调查的大规模队列研究，故该疾病的发病情况仍无确切数据。

不少小样本研究证明，妊娠期高血压的流行病学特征存在一定的地域和季节差异性，不同地区妊娠期高血压的严重程度、发病时间与围生儿死亡的研究结果尚不相同。

在中国，相关研究表明，适龄孕妇妊娠期高血压的发病率在5%~10%，其中汉族孕妇的发病率高达9.4%，严重影响到孕产妇及婴幼儿的健康状况。同时，年龄>35岁且为首次妊娠、有过高或过低的孕前体重指数、孕中期平均动脉压高、流产次数多、具有子痫前期史、糖尿病或肾脏疾病史、多胎妊娠史的孕妇为高危人群。

若孕妇有以上情况，请及时去正规医院进行相关检查，以避免出现更为严重的后果。

3. 哪些因素可能导致“妊高症”？

妊娠期高血压确切的原因尚不完全清楚。研究表明，妊娠期高血压可能与多种因素有关，并可能是多种因素综合作用的结果。以下是一些可能导致妊娠期高血压的因素。

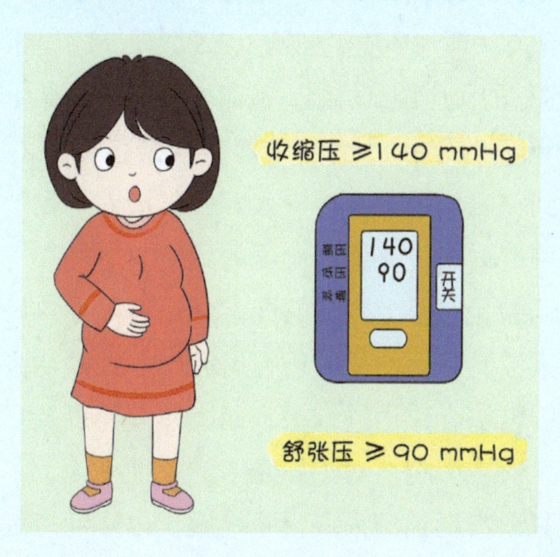

① 血管功能异常：妊娠期高血压可能与母体血管功能异常有关。在正常的妊娠过程中，孕激素增加，促使血管扩张，以满足胎儿和母体血流量增加的需求。然而，妊娠期高血压可能与母体血管对孕激素反应的改变有关，导致血管收缩和血压升高。这可能涉及一些生物活性物质的失衡，如一氧化氮、内皮素、血管活性物质等。

② 免疫因素：免疫因素也被认为与妊娠期高血压有关。妊娠过程中，免疫系统发生了一系列的变化，以确保胎儿的不被排斥。然而，在妊娠期高血压的情况下，免疫系统的调节可能发生紊乱，从而导致炎症反应和免疫功能异常。这可能与血管损伤、内皮细胞功能障碍等有关。

③ 血栓形成和血流动力学改变：妊娠期高血压可能与血栓形成和血流动力学改变有关。如果发生在母体的子宫内的动脉或其他重要血管中，可能会引起血压升高和器官损伤。此外，妊娠期高血压可能伴随血流动力学改变，如血液循环减少、心排血量下降等，这可能会导致血压升高。

④ 化学物质和遗传因素：一些化学物质和遗传因素可能与妊娠期高血压有关。某些环境污染物、毒素以及母亲遗传基因的变异可能会影响孕妇的血压调节机制，从而增加妊娠期高血压的风险。

⑤ 饮食和营养因素：饮食和营养因素也可能对妊娠期高血压的发生起到一定作用。高盐摄入、营养摄入不足、体重过重或肥胖等因素可能增加妊娠期高血压的风险。

需要强调的是，以上列举的因素只是可能导致妊娠期高血压的一部分因素，其确切的原因仍在研究中。妊娠期高血压的发生通常是多种因素综合作用的结果，而个体差异以及环境因素也可能会对其发生产生影响。对于妊娠中的女性来说，了解这些潜在的风险因素可以帮助她们采取预防措施，以降低患妊娠期高血压的风险。

4.“妊高症”会对孕妈妈产生哪些影响?

妊娠期高血压是一种严重的并发症，需要及时监测并积极进行干预和治疗，以降低其对母体的影响，以下是妊娠期高血压对母体产生的一些常见影响。

① 器官功能损害：妊娠期高血压可以影响多个器官的功能，尤其是肾脏和肝脏。高血压可能导致肾小球滤过率降低，引起肾功能异常，甚至进展为急性肾衰竭。同时，高血压还可能导致肝功能异常，引起黄疸、肝功能障碍和凝血功能异常。

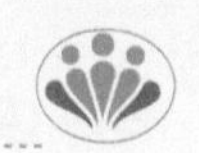

② 微血管病变：妊娠期高血压可引起微血管病变，如微血管痉挛、炎症反应和血小板聚集。这可能导致毛细血管破裂、出血和血小板减少，被称为弥散性血管内凝血。弥散性血管内凝血可以引起严重的出血倾向和血管阻塞，对母体健康构成严重威胁。

③ 中枢神经系统病变：高血压对中枢神经系统的影响可能导致头痛、视力模糊、短暂性脑缺血发作和更严重的脑血管事件，甚至脑卒中。这些病症可能会对孕妇的神经功能和认知能力产生持久的不利影响。

④ 心血管并发症：妊娠期高血压可导致心血管系统负担增加，心血管并发症的风险增加。孕妇可能会出现心律失常、心室肥厚、心力衰竭和心肌梗死等病症。这些病症可能对孕妇的健康和生命构成严重威胁。

⑤ 妊娠并发症：高血压在妊娠期间还会增加其他并发症的发生风险。例如，子痫前期可能进展为子痫，导致孕妇出现癫痫样发作和意识丧失。此外，高血压还会增加早产、胎盘剥离、胎儿宫内发育迟缓和死产等不良妊娠结局的风险。

⑥ 心理健康影响：高血压会对孕妇的心理健康产生负面影响。孕妇可能面临焦虑、抑郁和情绪波动等问题，同时也承受着身体健康问题的压力。这可能对孕期的身心健康和妊娠体验造成负面影响。

5.“妊高症”会对胎儿有何影响?

妊娠期高血压除了对母体有影响外，也可能对胎儿产生多种影响。以下是妊娠期高血压对胎儿可能产生的一些常见影响。

① 胎儿宫内发育受限：妊娠期高血压可能导致胎儿在宫内

发育受限，即胎儿的体重、身长和头围等生长参数不达标。这可能影响胎儿的整体健康和发育，使其在出生后面临生长迟缓、低体重等问题。

② 胎盘功能障碍：高血压可能导致胎盘血流减少，影响胎盘的功能，进而影响胎儿的养分和氧气供应。这可能导致胎儿在宫内缺氧、养分不足，影响其正常发育。

③ 早产风险增加：妊娠期高血压增加了早产的风险。这可能导致胎儿未能达到足够成熟，使其在出生后可能面临呼吸困难、体温调节困难、免疫力低下等问题。

④ 胎儿心血管影响：高血压可能导致胎儿心血管系统的负荷增加。这可能引起胎儿心肌肥厚、心功能不全等症状，增加患先天性心脏病的风险。

⑤ 胎儿神经系统影响：高血压可能对胎儿的神经系统发育产生不利影响，增加神经发育障碍的发生风险，影响胎儿认知能力和神经行为发育。

⑥ 胎儿呼吸系统影响：妊娠期高血压可能导致胎儿肺发育不成熟，使其在出生后面临呼吸困难等问题。

⑦ 新生儿并发症：妊娠期高血压可能会增加新生儿产生一些并发症的风险，如新生儿感染、低血糖、黄疸等问题。

虽然妊娠期高血压可能对胎儿产生一系列的不良影响，但这并不意味着每个患有妊娠期高血压的女性都会面临这些问题。个体差异很大，具体的影响取决于高血压的严重程度、孕妇的整体健康状况以及是否采取了及时的干预和管理措施。为了最大限度地减少妊娠期高血压对胎儿的影响，孕妇需要积极监测血压、遵循医生的建议和处方，定期进行产前检查和胎儿监测。同时，保持健康的生活方式，如均衡饮食、适度的运动、充足的休息等也是非常重要的。

6.“妊高症”可以预防吗？

妊娠期高血压疾病的病情复杂、变化快，分娩和产后的生理变化及各种不良刺激均可导致病情加重。因此，对产前、产时和产后的病情进行密切监测和评估十分重要，这不仅可以了解病情轻重和进展情况，还是可以及时进行合理干预，做到早防、早治，从而避免不良妊娠结局的发生。

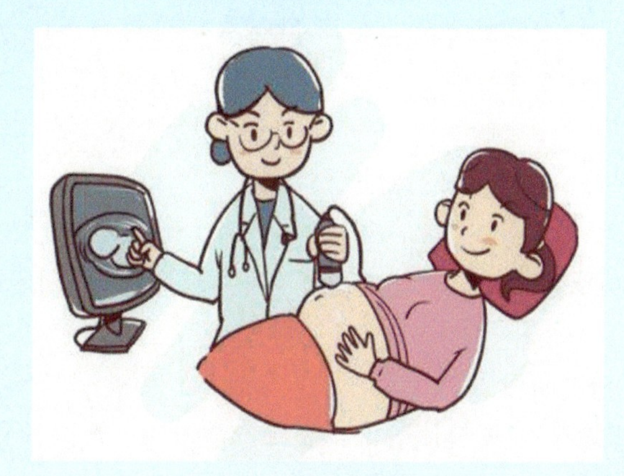

① 基本监测：注意孕妇头痛、眼花、胸闷、上腹部不适或疼痛及其他消化系统症状、下肢和/或外阴的明显水肿，监测血压的动态变化、体重变化、尿量变化、血常规和尿常规情况，注意胎动、胎心率和胎儿生长趋势等。

② 孕妇的特殊检查：包括眼底、重要器官的功能、凝血功能，血脂、血尿酸水平，尿蛋白定量和电解质水平等的检查。有条件的医疗机构应检查自身免疫性疾病的相关指标，如果为早发子痫前期、重度子痫前期或存在 HELLP 综合征表现，更要及时排查自身免疫性疾病的相关指标。有条件时做血栓性血小板减少性紫癜、溶血性尿毒症综合征等鉴别指标的检查，注意与妊娠期

急性脂肪肝相鉴别。

③ 胎儿的特殊检查：包括胎儿电子监护、超声监测胎儿生长发育、羊水量，如怀疑胎儿生长受限或存在胎儿生长受限趋势，应严密动态监测；有条件的机构应注意监测脐动脉和胎儿大脑中动脉血流阻力等。

④ 检查项目和频度：根据病情决定，注意个体化，以便于掌握病情变化。诊断为子痫前期者，需要进行每周 1 次甚至每周 2 次的产前检查。

除了以上的监测之外，孕产妇还需要注重自己的饮食、作息、情绪、运动等，多方位综合保障自己的体质健康。

7. 发生“妊高症”后应该注意什么?

治疗妊娠期高血压的措施可能会根据患者的具体情况而有所不同。

（1）轻度阶段

在妊娠期高血压轻度阶段，做好产前检查、产时检查等，注重调养、积极配合治疗，能很大程度上缓解乃至消除病症。轻度妊娠期高血压在出现端倪的时候，孕妇就应该增加产前检查频率，加大与妊娠期高血压有关的检查项目的力度。不过，多数孕妇一般无须住院治疗，只要注意睡眠质量，采取左侧卧位，这样不仅可以减轻子宫对腹主动脉、下腔静脉的压迫，而且可以提升身体中的血液回流速度，改善子宫胎盘的血液循环。同时，在饮食方面一定要多摄取优质蛋白质、维生素和矿物质等微量元素，适量摄取盐分。一般不用服用专门的药物，如果患者睡眠质量较差，可以服用一些安全系数高的镇静剂，如地西泮帮助睡眠。

（2）中度阶段

一经确诊已经进入中度或者重度阶段之后，就应该立刻进行住院治疗，实时关注孕妇的病情。入院后，首先需要进行的就是解痉，解痉的作用是抑制患者运动神经末梢的活动，阻止神经与肌肉之间的联系，让肌肉松弛，从而防止子痫和先兆子痫的发生。其次，对于血压过高特别是舒张压增高的孕妇，需要及时使用降血压药物来控制血压。后续需要配合一些镇静安神的药物。最后，对于在治疗过程中出现全身性水肿、肺水肿等脏器水肿现象的患者，可以选择使用一定的利尿剂。

（3）重度阶段

妊娠期高血压患者经治疗后血压持续升高，适时终止妊娠是极为重要的措施之一。可选择引产或剖宫产，产后 24 小时直至产后 10 日以内仍有发生子痫的可能。尽管随着时间推移，子痫发生的可能性降低，但仍需持续观察及防治。

8.“妊高症”会有后遗症吗？

有研究发现，有妊娠期高血压病史的妇女易患脑卒中和高血压，而有先兆子痫病史的妇女面临更为严重的风险。

英国一项研究结果显示，在 10 万名孕妇中，有超过 200 名妊娠期高血压孕妇患脑卒中，其中超过 10% 的孕妇在脑卒中后死亡。而与妊娠期高血压相关的脑卒中，有 2/3 发生在产后居家时。该研究还指出，有妊娠期高血压的孕妇如果同时存在感染、尿道炎、慢性高血压或出血凝血异常等因素，其患脑卒中的风险比正常的孕妇多 6 倍，尤其是在产后居家期间，风险更为突出。对于其中的原因，有研究人员表示，炎症反应是导致脑卒中的重要因子，而妊娠期高血压也是一种炎症反应疾病。感染会引起炎症反应，特别是尿道炎，会显著增加患脑卒中的风险，尤其是在年轻人中。很多初为人母的女性已知有妊娠期高血压，但却疏忽神经系统方面的症状，例如严重的产后头痛，误以为只是照顾婴儿带来的疲劳，但殊不知这很可能是脑卒中的前兆。因此，患有妊娠期高血压的孕妇需特别注意这些脑卒中的风险因素。

国内相关研究发现，妊娠期高血压患者产后遗留高血压的发生率较高，其中产前 BMI①、高血压家族史、蛋白尿情况、妊娠期高血压程度、妊娠期产检次数是妊娠期高血压患者产后遗留高血压的影响因素。相关研究已证实，产前 BMI 高是产后遗留高血压患者的一个高危因素，原因在于该类孕产妇肠道吸收脂肪的能力增强，可能导致脂质代谢异常，致前列环素合成受阻，进而生成并凝聚血栓素，进一步诱发产后血压升高，从而出现遗留高血压等问题。而有高血压家族史的产妇，患产后高血压可能是遗传易感因素易被妊娠引起的生理、病理改变激活，分娩结束后已激活的高血压病理机制依然存在，使得高血压遗留。

因此，建议医护人员强化围产期保健，强调产检的重要性，积极做好产后随访，以预防脑卒中以及遗留高血压的发生。

---

① BMI（body mass index，BMI）意指身体质量指数，简称体重指数，是国际上常用的衡量人体胖瘦程度以及是否健康的一个标准，是衡量人体的营养状况、身体机能及素质变化的重要指标。

计算公式：BMI = 体重 ÷ 身高^2。（体重单位：千克；身高单位：米）

例如：某孕妇在孕 12 周初次产检时，测得体重 60 kg，身高 165 cm，BMI = 60 ÷ 1.65^2，BMI 为 22 kg/m^2，为正常体重。

第四章　妊娠期高血糖

1. 你真的认识妊娠期高血糖吗?

《妊娠期高血糖诊治指南（2022）》中将“妊娠合并糖尿病”的概念更新为“妊娠期高血糖”，包括孕前糖尿病合并妊娠（pregestational diabetes mellitus，PGDM）、糖尿病前期和妊娠期高血糖（gestational diabetes mellitus，GDM）。

（1）具体类型

① PGDM：根据其糖尿病类型分别诊断为 1 型糖尿病合并妊娠或 2 型糖尿病合并妊娠。

② 糖尿病前期：包括空腹血糖受损（impaired fasting glucose，IFG）和糖耐量受损。

③ GDM：包括 A1 型和 A2 型，其中经过营养管理和运动指导可将血糖控制理想者定义为 A1 型 GDM；需要加用降糖药物才能将血糖控制理想者定义为 A2 型 GDM。

（2）分类诊断标准

① 所有孕妇在首次产前检查时需进行空腹血糖（fasting plasma glucose，FPG）筛查，以排除孕前漏诊的糖尿病。当 FPG≥5. 6 mmol/L 时可诊断为“妊娠合并 IFG”，明确诊断后应进行饮食指导，妊娠期可不进行口服葡萄糖耐量试验（oral glucose tolerance test，OGTT）检查。

② 孕早期及孕中期 FPG 伴随孕周增加逐渐下降，因而孕早期 FPG≥5. 1 mmol/L 不作为 GDM 的诊断标准，但这些孕妇为

GDM 发生的高危人群，应予以关注，强化健康生活方式宣教。在孕 24 ~ 28 周直接行 OGTT 检查，也可以复查 FPG，当 FPG≥5.1 mmol/L 时可诊断为 GDM；FPG < 5.1 mmol/L 时则行 75 g OGTT 检查。

③ 孕 24 ~ 28 周行 75 g OGTT 检查作为 GDM 的诊断方法：空腹，口服葡萄糖后 1 小时、2 小时的血糖阈值分别为 5.1 mmol/L、10.0 mmol/L、8.5 mmol/L，其中任何一个时间点血糖值达到或超过上述标准即诊断为 GDM。

④ 若首次产前检查在孕 28 周以后，建议进行 OGTT 检查。GDM 对于母婴的近期和远期结局均存在不良影响，因而建议及时诊断，并尽早进行生活方式的干预，必要时加用胰岛素治疗。具有 GDM 高危因素的孕妇，首次 OGTT 检查结果正常者，必要时可在孕晚期重复 OGTT 检查。

⑤ 孕前未确诊、孕期发现血糖升高达到以下任何一项标准应诊断为 PGDM：FPG≥7.0 mmol/L（空腹 8 小时以上，但不适宜空腹过久）；伴有典型的高血糖或高血糖危象症状，同时任意血糖≥11.1 mmol/L；糖化血红蛋白≥6.5%。

2. 你知道如何正确进行口服葡萄糖耐量试验（OGTT）检查吗？

（1）准备阶段

① 在测试前的 3 天，每天摄入的碳水化合物应不少于 200 g，否则可能会降低糖耐量并出现假阳性结果。对于营养不良的人来说，应延长饮食准备时间至 1 ~ 2 周后再进行测试。

② 在测试前的 10 ~ 14 小时内禁食，期间可以饮水。但在测试前一天及测试时禁止饮用咖啡、茶、酒并且严禁抽烟。

③ 在测试前避免剧烈的体力活动，患者应该至少静坐或卧

床半小时，并避免精神刺激。

④ 感冒、肺炎等急性疾病，都可能降低糖耐量。需要等待病情完全恢复后再进行测试。

⑤ 在一定时间内停用可能影响血糖的药物，例如影响血糖测试的利尿剂、类固醇类药物以及口服避孕药等。

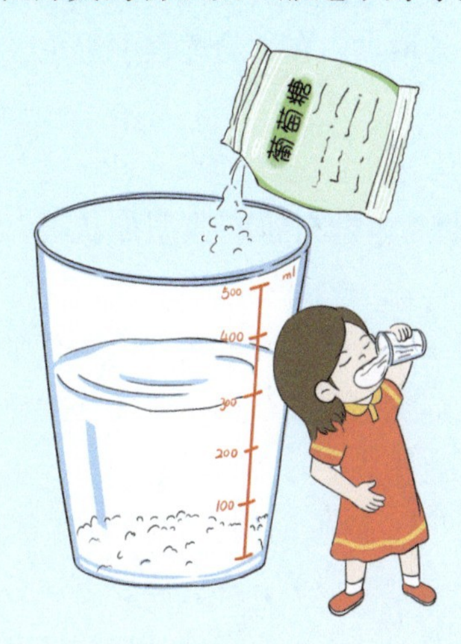

（2）检查阶段

① 检查的时间：进行糖耐量试验前，需要空腹 10 ~ 14 小时。也就是说，前一天晚餐必须吃完，然后在入睡后不再摄入任何食物。糖耐量试验最好在早上 8 点之前开始，且不要晚于早上 9 点。

② 试验过程：在清晨空腹时进行静脉采血，测定空腹血糖浓度。然后将 75 g 的糖粉溶解在 300 mL 温开水中，在开始喝下第一口糖水后开始计时。糖水应在 5 分钟内饮完。在服用糖水后的 0.5、1、2 小时分别抽血测血糖。请按照医院的要求和开具的化验单进行操作。在实际应用中，糖耐量试验可以简化为只进行空腹和服用 75 g 葡萄糖后 2 小时的血糖检测，2 小时值通常被认

为是关键性的指标。

③ 试验过程中的注意事项：在试验过程中，禁摄入除水以外的一切饮料，包括茶、咖啡和酒。建议受试者静静地等待抽血检查，避免剧烈运动。可以阅读报纸、听音乐，保持轻松的心情，避免精神刺激。情绪激动可能导致交感神经活跃，引起使血糖升高的激素分泌增加。在试验过程中避免吸烟，因为吸烟可能影响测定结果。

3. 你知道妊娠期高血糖有哪些典型症状吗？

高血糖症状或血糖水平异常是妊娠期高血糖主要的症状。它可能在怀孕前就存在，但在孕期加重或首次显现。当然还有以下一些其他的常见症状。

① 尿频和多尿：妊娠期高血糖患者常常经历频繁排尿和多尿的情况。由于高血糖水平，肾脏需要更加努力工作以从血液中过滤出多余的血糖。这导致患者感到持续口渴，并经常去排尿。

② 异常口渴：高血糖使得身体处于脱水状态，因此患者会感到异常口渴。不管摄入多少水分，感觉口渴都不能得到缓解。

③ 过度疲劳：由于身体无法有效利用血糖来提供能量，妊娠期高血糖患者会感到过度疲劳和乏力。即使在充足休息后，个体精力也难以恢复。

④ 食欲异常：一些患者可能出现食欲异常的情况。尽管血糖水平很高，但身体无法有效地利用血糖，导致患者感到饥饿，因而摄入过多食物。

⑤ 体重波动：高血糖水平会导致体重波动。一方面，由于大量尿液排出，身体会失去一定量的水分；另一方面，食欲异常和血糖无法被有效利用，也可能导致体重波动。

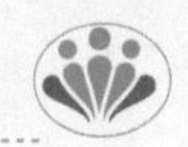

⑥ 频繁感染：高血糖环境为细菌和真菌提供了适合生长的条件，因此妊娠期高血糖患者更容易患上尿路感染、阴道念珠菌感染等。

需要强调的是，妊娠期高血糖的症状可能并不明显，有些患者甚至没有任何明显的症状。因此，对于所有怀孕妇女来说，进行定期的 OGTT 检查非常重要，以便及早发现和管理妊娠期高血糖。

4. 你知道妊娠期高血糖有哪些危险因素吗？

① 年龄：年龄是妊娠期高血糖的一个重要危险因素。随着年龄的增加，孕妇患妊娠期高血糖的风险也会增加。这可能与年龄相关的代谢变化和身体对胰岛素的敏感性降低有关。研究发现，年龄超过 25 岁的孕妇更容易患上妊娠期高血糖。

② 肥胖：超重或肥胖是妊娠期高血糖的一个主要危险因素。肥胖可能会导致胰岛素抵抗，从而使血糖控制出现问题。体重指数高于 25 kg/m^2 的孕妇更容易患上妊娠期高血糖。因此，保持健康的体重和进行适当的锻炼对于预防妊娠期高血糖至关重要。

③ 家族史：家族史是妊娠期高血糖的另一个危险因素。如果孕妇的直系亲属有糖尿病，那么孕妇患上妊娠期高血糖的风险会增加。这可能与遗传因素和家族中共享的生活习惯有关。如果孕妇有家族史，需要特别关注并采取措施以降低患病风险。

④ 妊娠期高血糖史：如果孕妇在以前的怀孕期间被诊断为妊娠期高血糖，那么在再次怀孕时患妊娠期高血糖的风险会增加。前期妊娠期高血糖是指在之前的怀孕期间发展出的糖尿病，尽管在分娩后可能会恢复正常。如果孕妇之前曾患有妊娠期高血糖，建议在再次怀孕前进行全面评估和咨询医生。

⑤ 大胎儿史：如果孕妇之前曾生过一个出生体重大于 4 kg 的婴儿，那么再次怀孕时患妊娠期高血糖的风险会增加。大胎儿可能与母体高血糖有关，而妊娠期高血糖是导致胎儿超大（巨大儿）的主要原因之一。控制血糖水平对于预防巨大儿和减少患妊娠期高血糖的风险非常重要。

⑥ 多囊卵巢综合征：多囊卵巢综合征（polycystic ovary syndrome，PCOS）是一种激素失调的疾病，其特征是卵巢中存在多个囊肿。PCOS 与妊娠期高血糖的发病风险相关。女性患有 PCOS 时，可能存在胰岛素抵抗和高雄激素水平，这都与妊娠期高血糖的发病有关。PCOS 患者需要特别注意在怀孕期间的血糖控制和管理，并积极参与相关的治疗方案。

⑦ 患有其他代谢疾病：如果孕妇患有高血压、高胆固醇或心血管疾病等代谢疾病，那孕妇患上妊娠期高血糖的风险会增加。代谢疾病可能与身体对胰岛素的反应和血糖控制能力有关。这强调了在怀孕期间管理这些基础健康问题以降低妊娠期高血糖患病风险的重要性。

⑧ 种族和民族背景：一些种族和民族群体患妊娠期高血糖的风险相对较高。非洲裔美国人、拉丁裔和亚裔群体在妊娠期高血糖的患病率上通常比其他种族和民族群体更高。这可能与遗传因素、生活方式、饮食习惯和其他社会因素有关。了解自身的种族和民族背景有助于警觉妊娠期高血糖的患病风险，并采取相应的预防措施。

需要强调的是，这些危险因素并不是绝对的，不是每个具备这些因素的女性都会患上妊娠期高血糖。同样，没有这些因素的女性也可能患上妊娠期高血糖。每个女性的情况都是独特的，因此建议在怀孕期间密切关注个人的血糖水平，并与医生进行定期的病情监测和管理。医生可以评估孕妇的个人风险，并制订适合

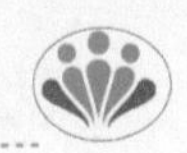

孕妇的个性化治疗计划，以确保孕妇和宝宝的健康。

5. 你知道妊娠期高血糖的孕妇应该怎么合理饮食吗？

根据孕前 BMI 和妊娠期体重增长速度，指导每日摄入的总能量，制订个体化、合理的膳食方案。在有条件的情况下应进行医学营养管理，如膳食称重、营养师会诊，同时也可以采用妊娠期高血糖孕妇的膳食结构（表 3）。

表 3　妊娠期高血糖孕妇每日各类食物的推荐摄入量

单位：kcal（份）

食物种类	推荐每日能量摄入量（食物交换份）			
谷薯类	800（9）	900（10）	920（10）	1 000（11）
蔬菜类	90（1）	90（1）	140（1.5）	200（2）
水果类	90（1）	90（1）	90（1）	100（1）
奶制品	180（2）	270（3）	270（3）	270（3）
肉、蛋、豆类	270（3）	270（3）	360（4）	360（4）
油、坚果类	170（2）	180（2）	220（2.5）	270（3）
合计	1 600（18）	1 800（20）	2 000（22）	2 200（24）

① 妊娠期高血糖孕妇应控制每日摄入的总能量，妊娠早期不低于 1 600 kcal/d（1 kcal = 4.184 kJ），妊娠中、晚期以 1 800 ~ 2 200 kcal/d 为宜；伴孕前肥胖者应适当减少能量摄入，但妊娠早期不低于 1 600 kcal/d，妊娠中、晚期适当增加。

② 各营养素的供能占比：推荐每日摄入的碳水化合物不低于 175 g（主食量 4 两以上，1 两 = 50 g），其提供的能量占总能量的 50% ~ 60% 为宜；蛋白质不应低于 70 g；饱和脂肪酸提供的能量不超过总能量摄入的 7%；限制反式脂肪酸的摄入；推荐每日摄入 25 ~ 30 g 膳食纤维。

③ 每天的餐次安排为 3 次正餐和 2～3 次加餐，早、中、晚三餐的能量应分别控制在每日摄入总能量的 10%～15%、30%、30%，每次加餐的能量可以占 5%～10%。

④ 保证维生素和矿物质的摄入，有计划地增加富含铁、叶酸、钙、维生素 D、碘等的食物，如瘦肉、家禽、鱼、虾、奶制品、新鲜水果和蔬菜等。

⑤ 应根据孕前 BMI 制定妊娠期的增重目标，建议孕前正常体重孕妇在妊娠期增重 8.0～14.0 kg，孕前超重和肥胖孕妇在妊娠期增重应减少。

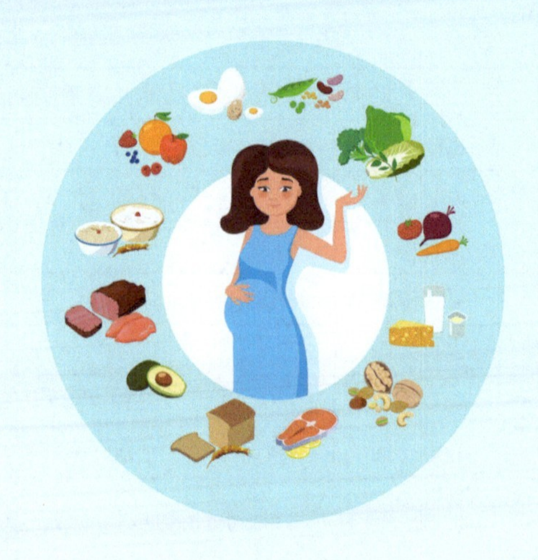

6. 你知道妊娠期高血糖的孕妇应该怎么合理运动吗?

妊娠前和妊娠早期规律运动，都可使妊娠期患 GDM 的风险下降将近一半，且在合理范围内。运动强度越大，对 GDM 的预防作用越显著。当然，GDM 孕妇在接受规范的饮食指导后，配合规律运动可降低胰岛素的使用率。而对于 BMI＞25.0 kg/m^2 的 GDM 孕妇，饮食管理并结合运动治疗不仅可以减少胰岛素的使

用量，还可明显延迟胰岛素治疗的起始时间。

无运动禁忌证的孕妇，1 周中至少 5 天，每天进行 30 分钟中等强度的运动。妊娠前无规律运动的孕妇，妊娠期运动时应由低强度开始，循序渐进。当孕妇在妊娠期间运动时出现阴道流血、规律并有痛觉的宫缩、阴道流液、呼吸困难、头晕、头痛等现象时，应该立即停止运动。

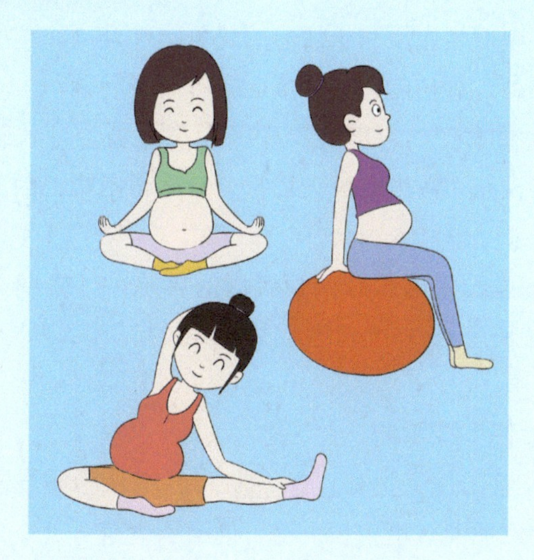

有氧运动及抗阻力运动均是妊娠期可接受的运动形式。妊娠期选择有氧运动结合抗阻力运动的混合运动模式比单独进行有氧运动更能改善妊娠结局。推荐的运动形式包括步行、快走、游泳、固定式自行车运动、瑜伽、慢跑和力量训练。妊娠期应避免引起静脉回流减少和低血压的体位，如仰卧位运动。此外，对于需要使用胰岛素治疗的孕妇，需警惕运动引起的低血糖反应，应注意避免低血糖反应和延迟性低血糖。避免在清晨空腹未注射胰岛素之前进行运动。血糖水平达到 13. 9 mmol/L 的孕妇，应停止运动并检测尿酮体。

7. 妊娠期高血糖会对母亲和胎儿有哪些影响?

妊娠期高血糖可能会对母亲和胎儿的健康产生以下影响。

(1) 对母亲的影响

① 增加患妊娠期高血压和子痫前期的风险：妊娠期高血糖患者发生妊娠期高血压和子痫前期的可能性升高。这些疾病可能导致血压升高、肾功能异常、蛋白尿等严重问题。

② 增加剖宫产的可能性：妊娠期高血糖会导致胎儿过度生长，称为巨大儿。巨大儿使得正常分娩变得困难，因此可能需要进行剖宫产。

③ 增加患糖尿病和心血管疾病的风险：妊娠期高血糖增加了妇女在将来患糖尿病和心血管疾病的风险，特别是 2 型糖尿病。

(2) 对胎儿的影响

① 胎儿宫内过度生长：妊娠期高血糖使胎儿暴露在高血糖环境中，导致胎儿过度生长。这可能会引发巨大儿，增加难产的风险。

② 新生儿低血糖：妊娠期高血糖会导致婴儿胰岛素过度分泌，以应对母体高血糖。然而，当婴儿出生后，血糖水平会骤然下降，导致出现低血糖（血糖过低）。

③ 呼吸窘迫综合征和新生儿黄疸：妊娠期高血糖可能增加胎儿出生后出现呼吸窘迫综合征（由肺未发育完全导致）和新生儿黄疸（黄疸可能影响皮肤和眼睛的颜色）的风险。

针对妊娠期高血糖的处理包括控制血糖水平、饮食管理、规律运动和定期监测。有时候，医生还可能会建议孕妇使用胰岛素注射来管理血糖。有效控制血糖水平可以降低上述风险的发生

率，并确保母亲和胎儿的健康。

8. 如果患有妊娠期高血糖，下一次怀孕会有哪些注意事项？

（1）与医生咨询

在计划怀孕前，确保与专业妇产科医生进行详细讨论。他们可以评估您目前的健康状况，并提供适用于个人情况的专业建议。与专业的糖尿病管理团队合作，包括内分泌学家、糖尿病护士和营养师，并且需要密切关注血糖控制情况，定期复诊。

（2）控制血糖水平

血糖控制对于孕妇及胎儿的影响至关重要。在怀孕前，确保血糖水平在目标范围内，有助于降低并发症的发生风险。饮食是控制血糖的重要环节。与营养师一起制订合适的饮食计划，并学习如何正确选择食物和控制碳水化合物的摄入。如果饮食和运动无法控制血糖，建议使用胰岛素或其他口服药物来管理血糖。

（3）营养均衡的饮食

确保饮食富含维生素、矿物质和膳食纤维。优先选择天然、健康的食物，如水果、蔬菜、全谷类、瘦肉和低脂奶产品。避免高糖食物和加工食品。限制甜食、糖饮料、果汁和糖果等高糖食品的摄入。分餐进食，控制膳食量和碳水化合物摄入，避免大量摄入食物。保持饮食规律，避免长时间的空腹或过度饥饿。

（4）控制体重

如果存在超重或肥胖情况，控制体重对于降低妊娠期高血糖的风险非常重要。与医生一起制订一个合理的减重计划，并在怀孕前逐渐减轻体重。注意不要过度节食或采取极端的减肥措施。与专业的营养师合作，制订一个健康、均衡的饮食计划。

（5）规律运动

适当的体育锻炼有助于改善血糖水平和减轻体重。请咨询医生，了解哪些运动适合您，以及怀孕期间应该避免哪些运动。每周至少进行150分钟中等强度的有氧运动，如散步、游泳或骑自行车。此外，还可以结合力量训练，以增强肌肉和骨骼。定期监测血糖水平，在和医生讨论后，根据监测结果调整运动强度和频率。

（6）血糖监测

在怀孕期间，您可能需要更频繁地监测血糖水平，以确保它保持在安全范围内。与医生讨论并学习如何正确使用血糖监测仪，按照医生的建议进行持续监测。常规监测血糖的时间通常是餐前、餐后和临睡前。有时候医生还可能建议更频繁地进行血糖监测，尤其是在特定时期，如胎儿发育的重要阶段。

（7）专业护理

寻找一位经验丰富的产科医生和一位糖尿病管理专家，并与他们保持密切沟通。定期进行产前检查，并按照医生的建议进行必要的检查和测试。如果您需要使用胰岛素或其他药物进行血糖控制，请按照医生的指导正确使用药物，并及时调整剂量。学习如何应对突发情况和怀孕期间的变化。了解何时联络医生，并学习处理低血糖和其他相关问题的方法。

（8）寻求心理支持

妊娠期高血糖和怀孕期间的监测可能会带来一些焦虑和压力。寻求心理支持是很重要的，可以是家庭、朋友、支持小组或专业心理咨询师。与他们分享您的担忧和情绪变化，以获得支持和理解。

总结起来，对于患有妊娠期高血糖的女性来说，计划怀孕前的良好控制和管理至关重要。遵循医生的建议和指导，并按照专

业的护理计划进行血糖监测和管理。重视饮食控制、体育锻炼、减轻体重，并寻求合适的心理支持，以确保孕妇和宝宝的健康和安全。

9. 妊娠期高血糖对母亲有长期健康风险吗？

相关研究已证实血糖状态会影响母亲心脏的自主功能。例如，与正常孕妇相比，患有妊娠期高血糖妇女的心脏会发生如左心室收缩功能降低、心室壁与室间隔厚度增加等亚临床变化。在妊娠晚期甚至还会出现依赖性血管功能受损、动脉粥样硬化和远期心血管事件风险的迹象。一项荟萃分析结果显示，妊娠期高血糖女性未来发生心血管事件的风险较正常妊娠女性高 2 倍，在产后 10 年发生的风险升高 2. 3 倍。同时，另一项研究表明，妊娠期高血糖女性由于传统风险因素的增加，心血管疾病的发生风险升高，最早可在产后 1 年出现血压升高、总胆固醇升高、三酰甘油升高和血糖升高的情况。

有效识别和预防长期健康风险极为重要。首先，在妊娠期，对心血管疾病易感人群进行有效干预是降低远期心血管疾病发病风险的根本保障。其次，为了维护并改善处于高危妊娠环境妇女的长期健康，要定期对她们实施筛查和健康教育。最后，在分娩后，即使临床症状已经缓解，宝妈们也需要对自身的相关疾病进行持续监测，以免潜在的心血管风险因素继续发展。

总之，妊娠期高血糖与远期心血管疾病的发生风险呈正相关，而产后早期是为有心血管疾病发生风险的女性提供护理的最佳时机。针对妊娠并发症和风险因素的多样化，需要采取更加全面有效的干预措施。

第五章　围产期乳腺疾病

1. 怀孕后乳房会发生哪些变化呢？

怀孕以后乳房会发生一系列变化。

首先，很多女性在怀孕初期就会感觉到乳房胀痛，这是因为在怀孕初期，随着妊娠黄体的形成，大量的雌激素和孕激素被分泌出来。在雌激素的作用下，乳腺的导管细胞和间质细胞大量增生；在孕激素的作用下，乳腺的滤泡上皮也会增生。在雌激素和孕激素的共同作用下，乳腺不断增大。乳腺组织逐渐增生的过程，也是为哺乳做准备的过程。增生的乳腺组织可能导致乳腺胀痛和触痛，乳房体积也会增大。乳腺发育的程度因个体差异而有所不同。因此，在孕期，乳房增大的程度受很多因素的影响，比如自身的乳腺腺体量、饮食结构、激素水平、体重增长等。而此时的乳房胀痛也是由“乳腺增生”所引起，但是这是生理性变化，并不是疾病所致，所以需要定期做好自我检查，必要时可以到医院乳腺科检查。

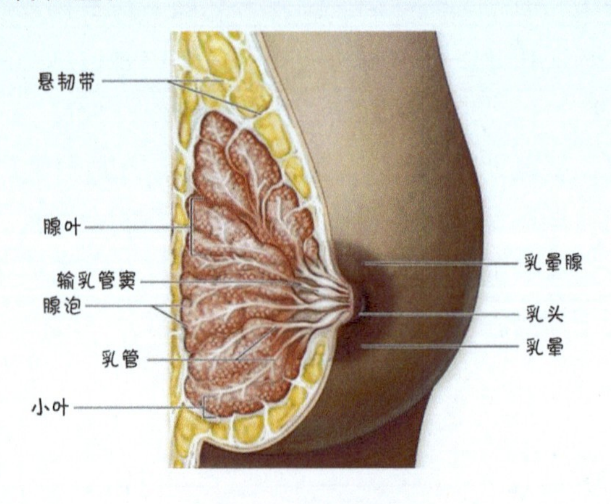

一般来说，在孕激素的作用下，乳腺滤泡上皮生长发育，已经具备泌乳的功能，同时乳腺增大，所以孕妇感觉乳房胀痛。但此时孕妇体内催产素分泌也会增多，催产素具有抑制乳房泌乳及排乳的作用，所以早期孕妇一般不会泌乳。在孕中晚期，为了使乳汁顺利流出，乳腺导管会逐渐扩张。扩张的乳腺导管有利于乳汁的分泌和排出，也有一些女性可能会出现溢乳或者黄色溢液的现象。此时需要关注溢液的颜色和性状，观察有没有溢血、溢脓等，如果有异常，应该及时就医。

乳头、乳晕颜色加深：自妊娠初期起，由于雌激素的增加会刺激乳腺腺管发育，同时孕激素大量分泌，刺激乳腺腺泡及乳腺小叶增生，乳房逐渐增大，乳头及其周围皮肤颜色加深，乳头会变得更加坚挺和敏感。乳晕逐渐扩大，颜色变深。乳晕上环绕的小丘疹一样的突起（这是乳晕腺，也叫蒙哥马利腺体，又叫蒙氏结节，它负责分泌一种油性的抗菌物质，对乳头起到清洁、润滑和保护的作用）会更加突出。蒙氏结节对于女性的乳房健康无不良影响，也不会增加乳腺疾病发生的概率，所以不需要特殊处理。乳头、乳晕在孕期也会逐渐增大，为哺乳做准备。

总之，怀孕后乳房会发生一系列生理变化，以适应哺乳的需要。在孕期和哺乳期，要保持良好的生活习惯，注意饮食均衡，保持情绪稳定，缓解乳房胀痛等变化带来的紧张，也应避免长时间压迫乳腺，以降低乳腺疾病的发生风险。

2. 怀孕前后乳房需要做检查吗?

怀孕前进行乳腺检查是非常重要的，这有助于及时发现并解决潜在的乳腺问题，以保障母婴健康和提高生活质量。

① 孕前乳腺检查可以帮助发现乳腺疾病，如乳腺增生、乳

腺纤维瘤、乳腺癌等。这些疾病可能会对怀孕和哺乳产生影响，因此及早发现和治疗乳腺疾病对于保障母婴健康至关重要。同时，怀孕后激素变化会加重部分疾病，比如纤维腺瘤增大、乳腺癌加重等，所以孕前乳腺检查是至关重要的，必要时需要先治疗乳腺疾病，以确保产后哺乳顺利进行。

② 进行孕前乳房健康评估。由于妊娠期间雌孕激素、生长激素、泌乳素等多种激素的剧烈变化，体重增加、乳房体积增大，导致妊娠期乳腺肿瘤较难被及时察觉和发现。而大多数孕妇缺乏乳腺保健及体检意识，未在孕前、孕期进行规律的乳腺检查，从而导致妊娠期乳腺癌被延误诊断。孕期乳腺检查能够避免这种情况的发生。如果怀孕期间或哺乳期出现如乳腺炎、乳腺脓肿等情况，通过乳腺检查也有利于诊断和鉴别诊断。

③ 通过孕期乳腺检查，可以观察到乳腺的发育情况，为哺乳做准备，如有乳头凹陷等，可以尽早干预，保障产后顺利哺乳。

因此，孕前和孕期乳腺检查是非常必要的，可以确保乳房健康，从而能够安全地怀孕和哺乳。建议在整个孕期进行常规的乳腺检查，在产后也不能松懈，及时进行乳腺自查及正规体检。

3. 如何进行乳房检查?

乳房检查包括自我检查和医院就诊检查，对于孕期、哺乳期及各个年龄阶段的女性都至关重要，是乳腺疾病早期发现、早期诊断的保障。

乳房自检可以在家自行进行，检查内容包括乳房的对称性、皮肤变化、乳头对称性、硬块和肿块等。乳腺 B 超或乳腺 X 线检查需到医院进行，进一步检查有助于发现问题和鉴别诊断，如

乳房肿块、乳腺结节、乳腺增生和其他乳腺疾病。

乳房自检是女性检查乳房健康的重要方法，乳腺自检需要在充足的光线下进行，以确保观察的清晰度和准确性。因此，室内应有良好的自然光线或人工照明，避免光线过强或过弱的照明环境。同时建议选择一个相对宽敞、安静、私密的房间进行检查。

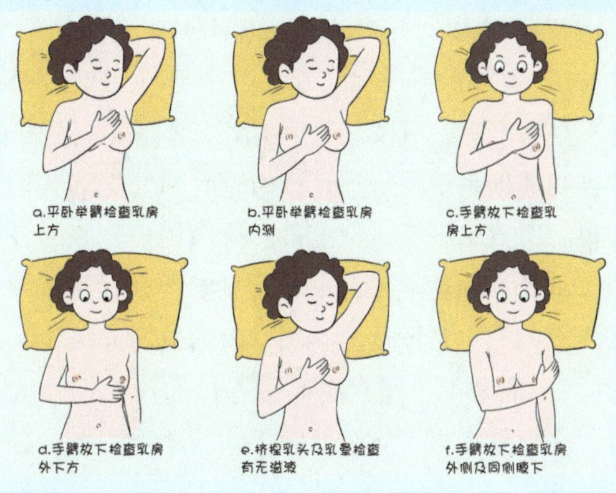

a.平卧举臂检查乳房上方
b.平卧举臂检查乳房内测
c.手臂放下检查乳房上方
d.手臂放下检查乳房外下方
e.挤捏乳头及乳晕检查有无溢液
f.手臂放下检查乳房外侧及同侧腋下

① 观察乳房外观：可以选择站在镜子前，双臂上举，观察乳房的形状、大小、颜色，有无红肿、硬块等异常现象，观察乳头有无凹陷、乳房外形是否对称等。

② 触诊乳房：站立位，举起左侧上肢，用右手指腹缓慢、稳定、仔细地触摸左侧乳房，顺时针或逆时针慢慢检查，不要遗漏任何部位。轻轻挤压一下乳头，看有没有分泌物。用同样的方法检查对侧乳房。或者平卧位垫高肩、胸部，用对侧手，四指并拢后轻轻触摸乳房，检查是否有硬块、结节等异常组织。触摸过程要轻柔、仔细，避免过度揉捏造成损伤。如果发现异常情况，应该及时就医并接受专业医生的诊断和治疗。

4. 乳腺检查超声报告怎么解读呢？什么是乳腺的 BI-RADS 分级？

当大家在体检或者孕前检查中做乳腺彩超时会注意到，在报告单上往往都可以看到一串字母：BI-RADS 分级。后面会跟着 1、2、3、4、5 类等数字符号。那么这个 BI-RADS 分级是什么意思呢？是不是很严重？其实，“BI-RADS”是美国放射学会的乳腺影像报告和数据系统（breast imaging reporting and data system）的英文缩写。BI-RADS 分级标准被广泛应用于乳腺的各种影像学检查，如 X 线钼靶摄影、彩超、核磁共振等，是用来评价乳腺病变良、恶性程度的一种评估分类法。BI-RADS 分级将乳腺病变分为 0 ~ 6 类，一般来说，级别越高，恶性的可能性越大。看懂了这个分级，你也就大概了解了乳腺疾病的严重程度。各个级别的具体含义如下。

BI-RADS 0 类：不能判断，需要结合其他影像学检查（如乳腺 X 线检查或 MRI 等）做进一步评估。

BI-RADS 1 类：阴性，无异常发现，建议常规体检（每年 1 次）。超声检查无异常，乳腺超声显示乳腺结构清晰，无肿块、无皮肤增厚、无微钙化等；如果发现有乳内淋巴结、腋前淋巴结，但淋巴结形态无异常，显示淋巴门，均视为正常淋巴结，也属于 1 类。

BI-RADS 2 类：良性病变，根据年龄及临床表现可每 6 ~ 12 个月随诊。单纯囊肿、乳腺假体、脂肪瘤、乳腺内淋巴结（也可以归入 1 类），多次复查图像无变化的良性病灶术后改变及有记录的经过多次检查影像变化不大的结节（可能为纤维腺瘤的结节）等。

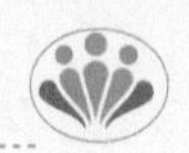

BI-RADS 3 类：可能是良性病变，建议短期复查（3～6 个月）及加做其他检查。新发现的纤维腺瘤、囊性腺病、瘤样增生结节（属不确定类）、未扪及的多发复杂囊肿或簇状囊肿、病理学检查明确的乳腺炎症及恶性病变的术后早期随访都可归于此类。

BI-RADS 4 类：可疑的恶性病灶，一旦评估为 4 类即建议进行病理学检查，包括细针抽吸细胞学检查、空芯针穿刺活检、手术活检，以明确诊断。超声图像上表现不完全符合良性病变或有恶性特征均归于此类，目前可将其划分为 4a（低度可疑恶性病灶，包括可触摸到的、部分边缘清楚的实性肿块，如纤维腺瘤、复杂性囊肿或可疑脓肿）、4b（中度恶性可能）、4c（恶性病变可能性很高）。

BI-RADS 5 类：高度可疑恶性（几乎认定乳腺癌，即恶性可能性≥95%），建议做临床处理和治疗前评价。

BI-RADS 6 类：已经通过活检证实为恶性，但还未进行治疗的病变，应采取积极的治疗措施。

乳腺 BI-RADS 分级主要用于评估乳腺肿物的性质和恶性可能性，是临床医生决定下一步治疗方案的重要参考依据。

5. 怀孕后乳房胀痛怎么办?

怀孕后乳房胀痛可能是多种原因引起的，最常见的原因是生理因素，此外还有乳腺囊性增生病、乳腺炎等。

生理因素：怀孕后，由于激素水平的变化，乳房会进一步发育和增生，导致乳房胀痛。这是正常的生理现象，通常不需要特殊治疗。建议注意休息，避免过度劳累，可以适当进行乳房按摩，以缓解胀痛。同时要保持良好的心情，避免焦虑，清淡饮食，从而促进症状消退。乳房胀痛一般不需要药物治疗，待孕中晚期乳房发育完善后疼痛会逐渐好转。

乳腺炎：乳腺炎是由于乳头皮肤破损导致细菌入侵感染所致的乳头皮肤及腺体炎症性疾病。主要表现为乳头红肿、乳房胀痛等症状。一般孕期出现乳腺炎的概率很低，但是如有皮肤破损、乳头凹陷、乳房疖肿、皮脂腺囊肿感染等诱因，也可发生。此时建议在医生指导下对患乳进行热敷或理疗。可以选择头孢类药物进行消炎治疗，头孢类药物在孕期属于安全用药。

选择合适的文胸：孕妇应选择松紧适度、柔软舒适的棉质文胸将乳房托起，并且要随妊娠月份的增加随时更换。避免选择较紧、较小的文胸。同时，发育胀大的乳房也需要合适的文胸承托，避免乳腺内韧带的牵拉损伤。如果胀痛严重或持续时间较长，建议及时就诊。

6. 怎样避免哺乳期乳腺炎呢?

哺乳期乳腺炎是哺乳期妈妈常见的疾病之一，主要由乳汁淤积、细菌感染引起。常见的病原菌包括金黄色葡萄球菌和链球菌。感染的途径包括直接经乳管侵入、通过乳头小创口或裂缝进入、身体其他部位感染的病原菌经血液循环引起乳腺感染，以及宝宝体内的病原菌在哺乳时直接沿乳腺管逆行侵入乳腺小叶等。

哺乳期乳腺炎是一种常见的疾病，可以通过以下措施来预防。

① 哺乳期妈妈要经常让宝宝吸吮乳汁，避免乳汁淤积。如果宝宝吸吮后仍有乳房胀痛，可以用手按摩乳房，促进乳汁排出。

② 要经常清洗乳头和乳房，避免细菌滋生。在洗澡时可以

用温水清洗乳房和乳头，保持清洁。

③ 穿合适的内衣，避免过紧或过松，影响乳房血液循环。

④ 注意饮食调整，避免过多食用油腻、辛辣、刺激性食物，多吃清淡、易消化的食物。

⑤ 注意休息，避免过度劳累，保持充足的睡眠。

如果出现乳房胀痛、红肿等症状，应及时就医。哺乳期乳腺炎通常会表现为乳房红肿热痛、皮温增高、触摸乳房有硬块等症状。治疗哺乳期乳腺炎需要采取多种方式，包括日常护理、药物治疗和手术治疗。

日常护理方面，需要改变哺乳方式，严格遵循勤哺乳、多吸吮、按需喂养的喂养原则，避免乳汁淤积。同时要注意清洗乳头、适当按摩、热敷乳房。宜清淡饮食，均衡营养。

药物治疗方面，如果检查提示炎症性指标偏高，需要积极用药治疗。可以遵医嘱服用哺乳期适用的抗生素抗感染治疗。

如果乳腺炎发展为乳腺囊肿甚至乳腺脓肿，经评估后可能需要进行手术处理。手术方式包括乳腺脓肿切开引流、穿刺抽脓等。

总之，要加强哺乳期生活和饮食方式调整，避免发生乳腺炎，如出现症状，需及时就诊，完善相关检查，明确病因，遵医嘱规范治疗，以免延误病情，造成不良影响。

7. 乳头凹陷怎么办?

乳头凹陷，也称为乳头内陷，是一种乳头因不能凸出而向内凹陷的情况。根据症状的不同严重程度，乳头凹陷的症状表现会有所不同。一度乳头凹陷表现为部分乳头内陷，乳头颈部存在，能轻易被挤出，挤出后乳头大小与常人相似。二度乳头凹陷表现为乳头完全凹陷于乳晕之中，但可用手挤出乳头，乳头较正常小，多半无乳头颈部。三度乳头凹陷则表现为乳头完全埋在乳晕下方，内陷乳头无法用手挤出。

乳头凹陷不仅影响到乳房的整体美观，还影响到母乳喂养，部分女性乳头凹陷还可引起局部感染，给自身健康造成危害。因此，对于乳头凹陷的情况，要做好日常清洁和矫正。

哺乳期乳头凹陷可能是由多种原因引起的，包括乳头发育不良、乳腺导管缩短、局部炎症等。以下是有助于改善哺乳期乳头凹陷的建议。

① 手法牵拉：经常牵拉乳头，每日数次，时间长了，乳头自然会逐渐向外凸起。如果拉不出，可先将乳房近乳头处的皮肤向外推一推。

② 吸引疗法：在妊娠之后，可以每天用吸奶器吸引乳头，这样利用负压来促进乳头膨出。目前也有多种类型的乳头矫正器，可治疗乳头平坦或凹陷，简单方便。

哺乳期乳头凹陷需要引起重视，及时采取措施进行改善，但若无法纠正，也不需要焦虑，产后可使用辅助哺乳工具。但需要重视的是孕期、哺乳期出现乳头凹陷，应鉴别是先天性乳头凹陷，还是在此期间逐渐出现至加重的乳头凹陷。如孕前没有乳头凹陷，孕期、哺乳期逐渐出现，建议及时就医并咨询专业医生的建议。

8. 怀孕了、哺乳了是不是就不会得乳腺癌了?

妊娠期、哺乳期均有可能发生乳腺癌。乳腺癌是指乳腺上皮细胞在多种致癌因子的作用下，发生增殖失控的现象，表现为乳房肿块、乳头溢液、乳房皮肤异常、腋窝淋巴结肿大等症状。乳

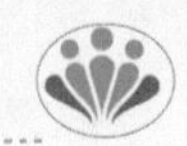

腺癌的发病与体内激素分泌失调、遗传因素、乳腺疾病、情绪等有关。虽然妊娠期患乳腺癌的概率相对较小，但怀孕期间女性体内的激素水平会发生改变，也可能会加重乳腺癌的症状。哺乳期乳腺组织增生、乳房充盈、身体劳累、免疫力低下等因素也增加了乳腺癌发生的风险，且容易跟乳腺炎、乳汁淤积造成的肿块混淆，提高了早期诊断的难度，往往导致预后较差。

因此，需要定期到医院做乳腺检查，做好预防措施。同时注意做好乳房的护理，学会定期在家中自我检测乳房，保持心情愉悦和舒畅，避免过于烦躁或者焦虑。如果在哺乳期发现乳房疼痛、乳头溢液、血性液体流出、触摸乳房有结节或包块等，应及时就医，早发现、早治疗，以免延误病情。

9. 哺乳期间能用药吗?

一般来说，药物在乳汁中的分泌量相对较少，但有些药物可能会在乳汁中有较高浓度，如红霉素、四环素类抗生素等。哺乳期用药需要遵循医生的建议，注意避免使用可能影响婴儿的药物。以下是一些常见的哺乳期用药注意事项。

① 哺乳期应该避免使用部分药物，如磺胺类、四环素类、喹诺酮类抗生素，以及抗结核药物利福平等，这些药物可能会对婴儿的肝脏和肾脏造成损害。

②在使用任何药物之前，应该告知医生自己正在哺乳，以便医生可以选择不影响母乳质量的药物。

③ 如果发生感染、哺乳期乳腺炎等，必须使用某些药物，如抗生素，医生通常会建议暂停哺乳，以避免药物对婴儿造成不良影响，但头孢类抗生素在哺乳期使用也是比较安全的。

④ 注意合理饮食，保持身体健康，以减少使用药物的必

要性。

总之，哺乳期用药需要谨慎，遵循医生的建议，以确保母亲和婴儿的健康。

10. 如何正确回奶？

对于许多新手妈妈来说，如何正确回奶是一个非常重要的问题。回奶包括母乳喂养一段时间后的主动回奶，或者由于乳房脓肿、疾病因素等的被动回奶。回奶的方法有多种，以下是一些常见的回奶方法。

① 自然回奶：随着母乳喂养时间的推移，母乳的有效营养成分逐渐减少，加上婴儿辅食的添加，母体到了自然回奶的时候。只需要逐渐减少喂奶的次数和量，缩短每次喂奶的时间，延长两次喂奶之间的时间间隔，使乳房慢慢恢复到哺乳前的状态。在此过程中，可能会出现乳房疼痛和涨奶的情况，这些都是正常的生理现象，可以通过冷敷、热敷等方式缓解疼痛，同时避免摄入过多汤水和油腻食物，以减少乳汁的分泌。如果胀痛很厉害，还是需要排空乳汁，不用急于短期内回奶，也不建议直接停喂奶，避免出现乳腺炎。

② 药物回奶：如果需要快速回奶，可以口服或注射一些药物帮助抑制乳汁分泌，如维生素 B_6、雌激素、溴隐亭等。但使用药物回奶需要遵循医生的建议，注意药物的不良反应和禁忌证。

③ 饮食调整：如减少摄入汤水、油腻食物等促进乳汁分泌的食物，增加摄入蔬菜、水果等富含营养的食物。

如果回奶过程中出现乳房疼痛、红肿等症状，应及时就医。

第六章　孕产期心理健康

1. 健康是什么？心理健康又是什么？

让宝宝健康、顺利地来到这个世界是每一位妈妈最大的心愿。宝宝的健康来源于妈妈的健康。准妈妈、新妈妈们在关注孩子孕育、成长的同时，也需要照顾好自己，做好自身的健康管理。

世界卫生组织（WHO）认为，健康不仅是没有疾病，而且包括了躯体健康、心理健康、社会适应良好和道德健康。心理健康是衡量一个人健康水平的重要组成部分。

健康　　亚健康　　不健康

心理健康与不健康还没有一个明确的、绝对的界限。我们可以尝试用看待色谱的方式来看待心理健康，即不同的心理健康水平构成了一个连续谱，在绝对的健康和不健康两个端点之间存在大量灰色地带。我们每个人的心理健康水平都处在这个谱系的某一个位置上。同时，心理健康水平受到各种因素的影响，又是动态变化着的。

WHO 提出了心理健康的七条标准：① 智力正常；② 善于协调和控制情绪；③ 具有较强的意志品质；④ 人际关系和谐；⑤ 可以能动地适应和改善现实环境；⑥ 保持人格完整和健康；⑦ 心理行为符合年龄特征。

孕产期是女性人生中特殊的阶段，孕产妇的心理健康水平不仅会影响孕程、产程以及妈妈的生活质量，也会对胎儿的孕育、新生儿的成长产生重要的影响。对于孕产妇而言，为了维护心理健康，减少心理问题的产生，需要提升自身的心理健康素养，增强心理健康意识，掌握基本的心理健康知识，学习一些促进心理健康的技能。

2. 孕产期会经历怎样的心理变化？

怀孕与分娩对于女性而言是一生中至关重要的大事。孕产期的到来，让女性经历了方方面面的变化，比如体内激素水平的急剧改变，体形、体重等外观的显著改变，妊娠反应的出现，以及社会角色、工作事业、家庭结构和家庭关系等诸多层面的调整。孕产期的这些改变不可避免地伴随着心理活动的变化。

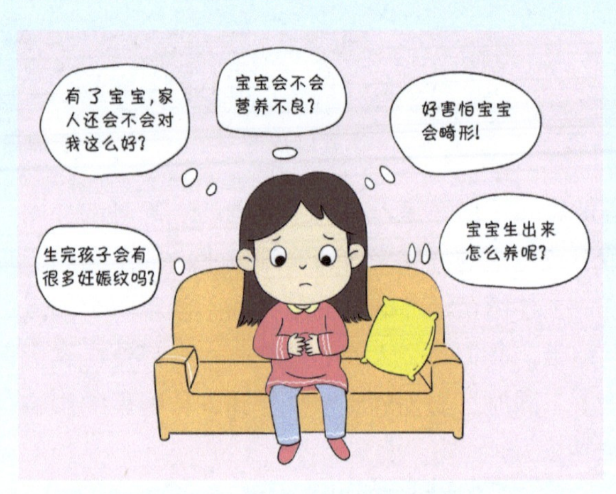
有了宝宝，家人还会不会对我这么好？
宝宝会不会营养不良？
好害怕宝宝会畸形！
生完孩子会有很多妊娠纹吗？
宝宝生出来怎么养呢？

（1）孕早期

准妈妈们在知道自己怀孕后，多数心怀喜悦，感到满足，开始对腹内的小生命充满期待，想象着他/她是什么样的，想象着

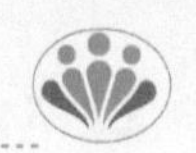

他/她来到这个世界后的生活又会是什么样的。然而，随着早孕反应的出现，准妈妈们可能会出现恶心、呕吐、食欲不振、失眠、乏力等种种不适感，令其感到烦恼、不悦。也有一些准妈妈会对胎儿的健康和分娩产生担忧，会为未来孩子的养育而焦虑不安。

（2）孕中期

此时的准妈妈们早孕反应逐渐消失，食欲、睡眠、体力逐渐恢复正常。胎动的出现让她们实实在在感受到了腹内小生命的存在，胎儿发育带来的喜悦感增强，她们会有更多的幸福感、自豪感，也会更加憧憬未来。与此同时，一部分准妈妈对异常产检结果的担心会有所增加。

（3）孕晚期

此时的准妈妈们更加期待孩子的到来，因期待而带来的喜悦感增加。但是，孕晚期的准妈妈们身体不便更加明显，功能状态下降，烦恼也可能随之增加，会对分娩过程产生担忧、恐惧和不安全感。

3. 孕产妇的心理健康状态对胎儿有何影响?

孕产妇的心理问题不仅会给本人带来痛苦，而且易造成胎儿异常发育，增加产妇和新生儿并发症的风险，破坏母婴联结，影响婴幼儿心理适应能力，增加孩子出生后发生情绪和行为异常的风险。美国一项对女性地震幸存者的调查结果表明，怀孕前3个月的精神压力过大易导致早产；英国的一项调查显示，在孕7～10周内孕妇过度不安，易导致胎儿口唇畸变，出现腭裂或唇裂；澳大利亚的一项研究发现，孕妇在怀孕早期的精神紧张，即使只有短短两天，也可能会引起胎儿血压升高及肾功能紊乱；在妊娠后期，孕妇精神状况的突然改变，诸如惊吓、恐惧、忧愁等，可使循环失调、胎盘早剥、胎儿死亡。

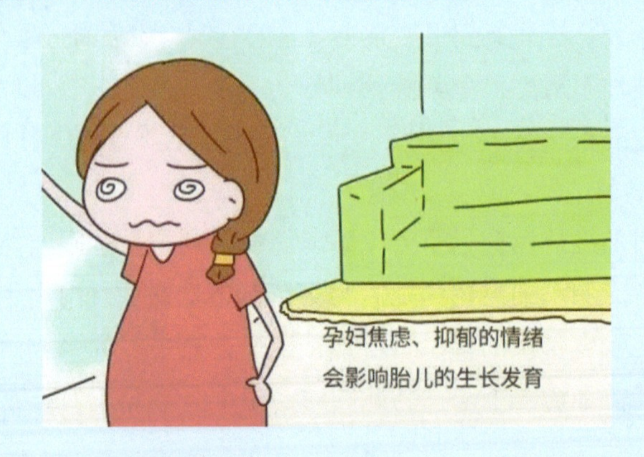

孕妇心理因素可能会造成子宫收缩乏力，从而导致产力异常甚至宫颈痉挛，使得产程延长，进而发生心理难产，影响胎儿分娩。孕妇情绪焦虑，可导致体内儿茶酚胺升高，使得子宫胎盘血流减少，胎儿供血不足，可导致胎儿窘迫。除此以外，上述因素导致的氧供不足，也可引起新生儿发生窒息或患上吸入性肺炎、颅内出血等疾病。

4. 如何维护孕产妇心理健康?

良好的心理状态不仅能够让孕妇的孕期生活更加顺利，也有利于腹中胎儿的生长。准妈妈、新妈妈们可以从以下几个方面入手，提高自身的心理健康水平，增强应对孕产期心理变化的能力。

（1）建立良好的生活方式，塑造健康行为

首先，建立良好的作息习惯，有规律地生活。根据自己生活、工作的实际情况，制订切实可行的生活作息表，养成良好的睡眠卫生习惯，合理安排工作和休息，做到劳逸结合；其次，适量活动，保持身体健康是维持和增强心理健康的重要保证；最后，健康饮食，不抽烟，不喝酒，合理使用电子产品。

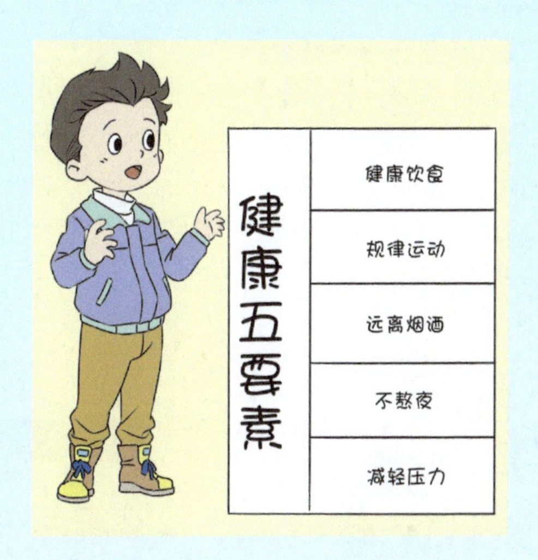
健康五要素
健康饮食
规律运动
远离烟酒
不熬夜
减轻压力

（2）改变认知，积极看待生活

积极参加孕妇课堂或相关讲座，从专业途径了解有关妊娠过程的科学知识，对自身孕期的身心变化做到心中有数，正确对待。孕产妇应多尝试去关注生活中的积极面，多关注自己所拥有的资源。如果总是关注负面的东西，个人的潜能就很难被真正开发出来。快乐不等于没有不快乐，负面情绪的体验是一种自然而正常的生命现象。

（3）改善应对方式，合理管理情绪

宣泄、转移和放松技术都可以用来处理不良情绪。宣泄是指采用一定的方式和方法，把个体的情绪体验充分表达出来。比如，孕产妇可以通过向亲朋好友或其信赖的人倾诉来宣泄不良情绪。转移是指从主观上努力把注意力从消极或不良的情绪状态中转移到其他事情上，从而进行自我情绪调节。比如，孕产妇可以通过培养自己的兴趣爱好，继而从糟糕的状态中转移注意力。放松被认为是人们所希望的一种愉悦状态。常用的放松技术包括呼吸放松、渐进性肌肉放松、正念冥想等。

（4）建立良好的社会支持系统

社会支持是指个体与社会各方面包括亲属、朋友、同事、伙伴以及家庭、单位等社团组织所产生的精神上和物质上的联系。准妈妈、新妈妈们需要与周围人相互支持、相互帮助才能更好地发展。社会支持可以帮助准妈妈、新妈妈们克服困难，提高自信，减缓压力。

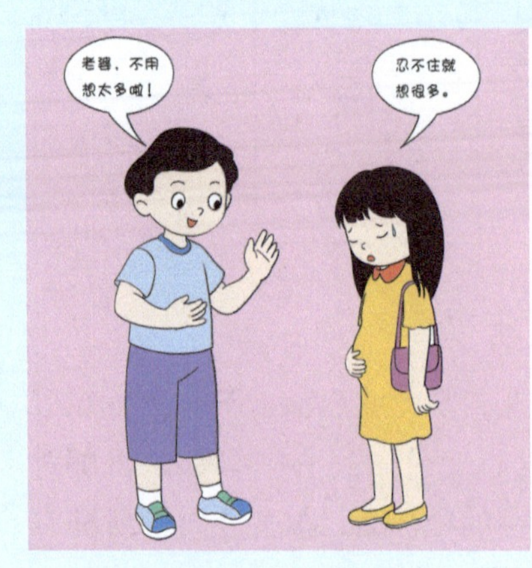
老婆，不用想太多哦！
忍不住就想很多。

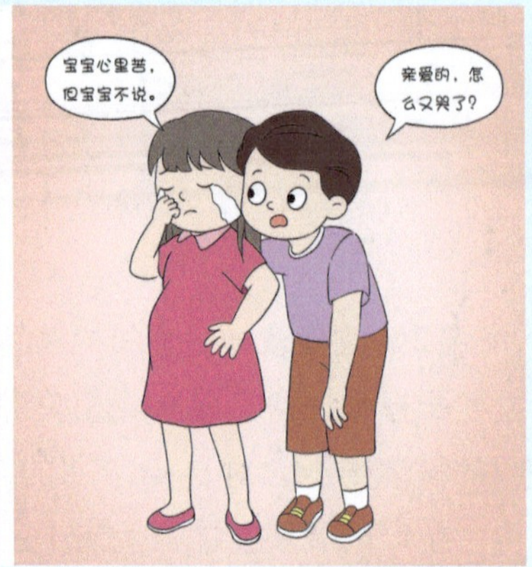
宝宝心里苦，但宝宝不说。
亲爱的，怎么又哭了？

5. 孕产期抑郁症是怎么回事？

孕产期抑郁症包括妊娠期间或分娩后 4 周内出现的抑郁发作，是妊娠期和产褥期常见的精神障碍之一。孕产期抑郁症可分为妊娠期抑郁症和产后抑郁症。孕产期抑郁症会对孕产妇及胎儿或新生儿造成不良影响，需要引起重视。

孕产期抑郁症的发生可能与激素水平改变、神经内分泌变化和社会心理适应不良等因素有关。既往有抑郁症病史的女性更可能在孕产期再次出现抑郁发作。

孕产期抑郁症的症状表现多样，可出现情感低落、兴趣和愉快感丧失、精力减退、焦虑、注意力集中困难、自我评价及自信

降低、自责自罪观念、悲观消极想法、自杀或杀婴行为、失眠、食欲及体重下降、性欲下降、各种躯体不适等症状。这些症状持续时间通常超过两周，会使孕产妇的生活、工作、社交、娱乐等社会功能均受到损害。

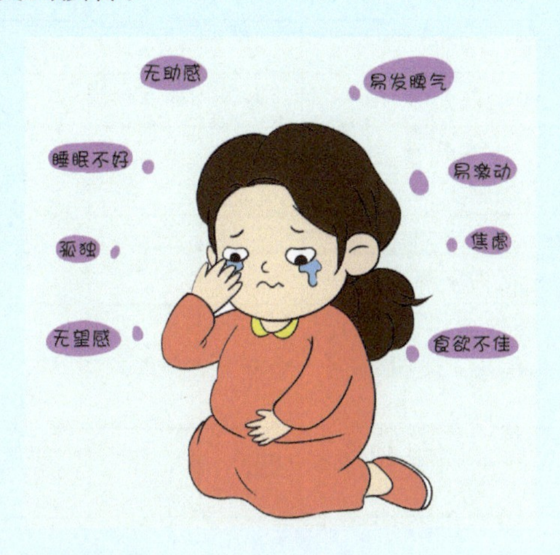

抑郁症的自我评估：

抑郁症筛查量表（Patient Health Questionnaire-9，PHQ-9）是一个简便、有效的抑郁自评量表，在抑郁症严重程度的评估方面具有良好的敏感度和特异度（表4）。

根据个人在过去的两周里，生活中以下症状出现的频率来选择相应数字，最后把相应的数字总和加起来。

表4　抑郁症筛查量表

症状	没有（0）	有几天（1）	一半时间以上（2）	几乎天天（3）
1. 做什么事都没兴趣，感到没意思	0	1	2	3
2. 感到心情低落、抑郁，感到没希望	0	1	2	3

续表

症状	没有（0）	有几天（1）	一半时间以上（2）	几乎天天（3）
3. 入睡困难，总是醒着，或睡得太多、嗜睡	0	1	2	3
4. 常感到很疲倦、没劲	0	1	2	3
5. 胃口不好，或吃得太多	0	1	2	3
6. 对自己不满，觉得自己是个失败者，或让家人丢脸了	0	1	2	3
7. 无法集中精力，即便是读报纸或看电视时，记忆力下降	0	1	2	3
8. 行动或说话缓慢到引起人们的注意，或坐卧不安、烦躁易怒，到处走动	0	1	2	3
9. 有不如一死了之的念头或产生伤害自己的念头	0	1	2	3
总分：				

如果发现自己有如上症状，它们影响到你的家庭生活、工作、人际关系的程度是：

没有困难________，有一些困难________，有很多困难________，非常困难________。

评分标准：

0～4分：没有抑郁症；5～9分：可能有轻微抑郁症；10～14分：可能有中度抑郁症；15～19分：可能有中重度抑郁症；20～27分：可能有重度抑郁症。

6. 孕产期得了抑郁症怎么办？

女性在妊娠期或分娩后数周或数月内抑郁发作的患病率为3%～6%。有研究报道，在妊娠期，高达50%的女性出现过抑

郁症状；而在分娩后的第一周，有 50% ~75% 的女性出现轻度抑郁症状。对于准妈妈、新妈妈而言，首先需要认识到孕产期出现抑郁情绪是很常见的现象。很多准妈妈、新妈妈都会面临类似的问题，不需要惊慌失措，通过积极处理，多数能够取得令人满意的结局。

孕产妇在患上抑郁症后，千万不可讳疾忌医。有些孕产妇觉得抑郁症是一种精神疾病，因此感到羞耻而难以接受，不愿告诉他人，更不愿主动就医；另一些孕产妇则觉得抑郁症无法治疗，而不愿积极面对。其实，抑郁症是一种可以治疗的疾病，治疗的手段有很多，大部分患者都可以从抑郁的泥潭里走出来，关键在于早期识别和早期干预。患抑郁症的准妈妈、新妈妈们一定要到专业的精神卫生机构进行系统评估，接受专业干预。

对于患有妊娠期抑郁症的准妈妈而言，权衡各种治疗对自己及对孩子的利弊非常重要。虽然目前抗抑郁药在孕期使用的风险与安全性尚无最后定论，需要谨慎使用，但心理治疗和物理治疗仍然是有效的治疗手段。心理治疗以认知行为治疗和人际心理治疗最为有效，而物理治疗则包括了磁疗、电疗等多种形式。一般来说，症状轻的患者可以通过健康教育、心理治疗及自我调整改善症状，而症状重的患者可能需要进行系统的心理治疗、物理治疗及必要的药物治疗。对于产后抑郁的妈妈而言，心理治疗和物理治疗都是很好的治疗手段。严重抑郁的患者，可以在考虑人工喂养的基础上进行系统的药物治疗。

在面对孕产期抑郁症的时候，家人的支持非常重要。家属同样需要科学地认知抑郁症，明白这种疾病给孕产妇带来的痛苦，做到多陪伴、多倾听、多鼓励、多支持，督促孕产妇尽早寻求专业帮助。

7. 孕产期焦虑症是怎么回事?

焦虑是每个人都会体验到的一种情绪，是个体在面对应激性事件或情景时出现的正常情绪反应，通常表现为内心紧张不安，担心将要发生一些糟糕、可怕的事情。焦虑情绪是最基本的情绪反应之一，具有积极的适应功能，并非总是坏事。适度的焦虑可以使个体保持合适的警觉性，引导个体调动潜能和资源，迅速采取有效措施，积极处理应激事件。

怀孕对于女性而言无疑是一件重大的应激性事件。在孕产期的不同阶段，焦虑的内容也可能发生变化。比如，在妊娠早期时，焦虑主要在于对胎儿的关注；妊娠后 3 个月主要是对分娩疼痛、新生儿素质、有无畸形产生的预期性焦虑；分娩时则可体验到恐惧、紧张和疼痛，可能出现“恐惧-紧张-疼痛综合征”；产后焦虑则常表现为对照料孩子的担忧及对孩子成长的担忧。

如果上述焦虑情绪表现严重，并且持续存在，让孕产妇感到痛苦，严重影响她们的日常社会功能，则可发展成焦虑症。焦虑症是一种精神疾病，需要积极干预。焦虑症可分为急性焦虑障碍和慢性焦虑障碍两种。急性焦虑障碍又称惊恐障碍，主要特点是突然发作的、不可预测的、反复出现的、强烈的惊恐体验，一般历时 5 ~ 20 分钟，伴濒死感或失控感，患者常体验到濒临灾难性结局的害怕和恐惧，并伴有自主神经功能失调的症状。慢性焦虑障碍又称广泛性焦虑障碍，患者常常有不明原因的提心吊胆、紧张不安，显著的自主神经功能紊乱症状、肌肉紧张及运动性不安。

焦虑症的自我评估：

广泛性焦虑自评量表（Generalized Anxiety Disorder-7，GAD-

7）是一个简便、有效的焦虑自评量表，在焦虑症严重程度的评估方面具有良好的敏感度和特异度（表5）。

根据个人在过去的两周里，生活中以下症状出现的频率来选择相应数字，最后把相应的数字总和加起来。

表5　广泛性焦虑自评量表

症状	没有（0）	有几天（1）	一半以上时间（2）	几乎天天（3）
1. 感到不安、担心及烦躁	0	1	2	3
2. 不能停止担心或控制不了担心	0	1	2	3
3. 对各种各样的事情过度担心	0	1	2	3
4. 很紧张，很难放松下来	0	1	2	3
5. 非常焦躁，以至于无法静坐	0	1	2	3
6. 变得容易烦恼或易被激怒	0	1	2	3
7. 感到好像有什么可怕的事会发生	0	1	2	3
总分：				

如果发现自己有如上症状，它们影响到你的家庭生活、工作、人际关系的程度是：

没有困难________，有一些困难________，有很多困难________，非常困难________。

评分标准：

0～4分：没有焦虑；5～9分：轻度焦虑；10～14分：中度焦虑；15～21分：重度焦虑。

8. 孕产期得了焦虑症怎么办？

准妈妈、新妈妈们对分娩过程的恐惧及对新生儿的担心是普遍存在的现象，其中只有少部分达到焦虑症的程度。研究发现，女性在妊娠期焦虑症的发生率为6.1%～7.7%。对于准妈妈、新妈妈而言，需要认识到孕产期出现焦虑是很常见的现象，很多准妈妈、新妈妈都面临着类似的问题，通过积极处理，焦虑情绪能够得到很好的缓解。

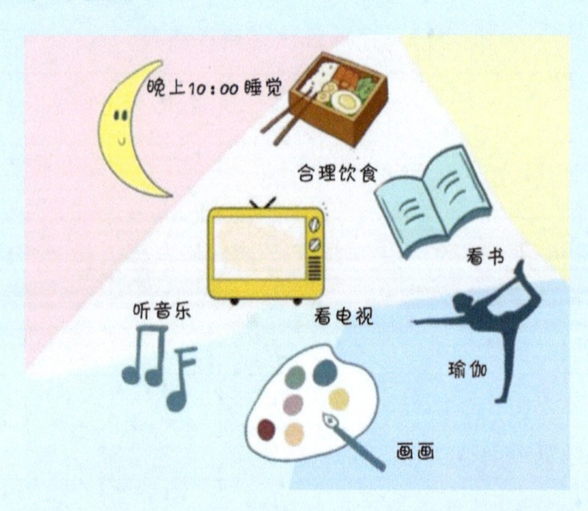

对于孕产期焦虑症的处理，第一步就是早期识别。当准妈妈、新妈妈们发现自己焦虑情绪的严重程度明显超出了合理范围、持续时间比较长，且让自己深感痛苦，甚至无法正常生活时，需要意识到自己可能已经患上了焦虑症。此时，不用惊慌，焦虑症是一种可以治疗的疾病。患焦虑症的准妈妈、新妈妈们一定要到专业的精神卫生机构进行系统评估，接受专业干预。

焦虑症的干预方式多样，往往是多种手段的综合使用。第一，孕产妇们可以尝试自我调节，包括建立规律的生活方式，保证充足的睡眠；健康饮食，注意不要饮用咖啡、茶等饮品；适量地运动；培养自己的兴趣爱好。第二，孕产妇的家属需要提供良好的家庭支持，陪伴孕产妇共同面对孕产期出现的各种问题，以倾听、鼓励为主，协助孕产妇解决一些现实的困难。第三，心理治疗。临床实践和研究发现，心理治疗能够有效地治疗焦虑症。孕产妇可以寻求专业的心理治疗，其中疗效比较明显的包括认知

行为治疗、正念治疗等，如果存在家庭关系问题，家庭治疗也是很好的选择。第四，对于患有严重焦虑症的孕产妇，或者是尝试了上述干预手段效果不理想的孕产妇，在权衡疾病及药物对母体及胎儿健康影响的基础上，必要时也可以在专业医生的指导下进行药物治疗。

9. 孕产期睡眠障碍是怎么回事？

孕产妇由于体内雌孕激素的波动，加之怀孕本身的应激性，产后照顾宝宝而导致生活作息紊乱等诸多原因，经常会出现睡眠问题。孕产妇们最常遇到的睡眠问题主要包括失眠症、睡眠节律紊乱、不宁腿综合征等。

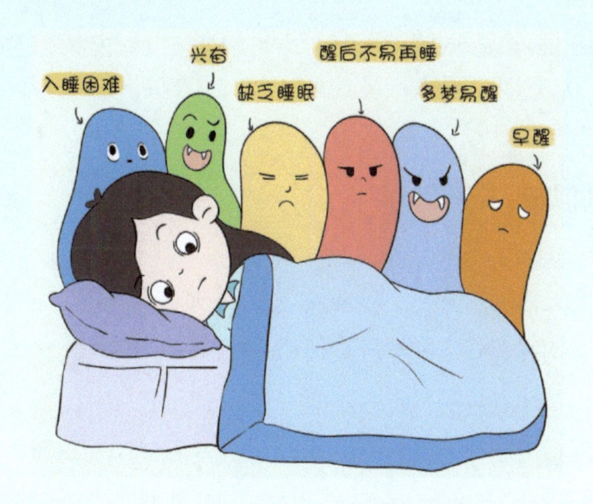

失眠症主要表现为入睡困难和/或睡眠维持困难。入睡困难指上床后长时间不能入睡，入睡时间大于半个小时；睡眠维持困难指眠浅易醒、夜间醒后难以再次入睡、早醒等。存在失眠症的孕产妇每周至少出现 3 次失眠并持续 1 个月以上，给其带来明显的苦恼或影响社会功能。患失眠症的孕产妇通常会出现白天精力的下降及疲乏感，自感注意力难以集中、记忆力受损，并对失眠产生焦虑和不安。对失眠的恐惧和焦虑常使失眠者陷入一种恶性循环，即因失眠而对睡眠产生担忧，因担忧而产生焦虑情绪，因焦虑而进一步加重失眠。

睡眠节律紊乱包括睡眠-觉醒时相延迟障碍和睡眠-觉醒时相前移障碍。前者表现为相对于常规或社会接受的作息时间，入睡和觉醒时间呈现习惯性延迟，通常延迟时间≥2 小时；后者表现为相对于常规或社会接受的作息时间，入睡和觉醒时段提前，通常提前时间≥2 小时。

不宁腿综合征通常表现为夜间睡眠时，双下肢出现极度的不适感，迫使患者不停地移动下肢或下地行走。患不宁腿综合征的孕产妇往往形容“没有一个舒适的地方可以放好双腿”。不宁腿综合征多出现于妊娠晚期，与孕期缺铁、叶酸和维生素 B_{12} 等有关。

10. 孕产期失眠了怎么办?

对于患失眠症的孕产妇来说，针对失眠的认知行为治疗是一线推荐的干预手段，孕产妇们可以在专业人士的指导下进行。以下介绍一些基本内容。

（1）睡眠卫生

通过养成良好的睡眠卫生，减少或排除干扰睡眠的各种因素，可以有效改善睡眠质量。请记住：你只要睡到第二天精力恢复即可；每天同一时间起床，即使在假期也不要赖床；白天不要补觉；确保卧室环境舒适且不受光线和声音的干扰；不要在床上做和睡眠无关的事情；适量活动，规律锻炼，但不要在睡前 2～3 小时内运动，避免过度兴奋或疲劳；不要饮用咖啡、茶等饮

品，更不要使用酒来帮助入睡；夜间避免过度饮用饮料；即使半夜醒来也不要看闹钟。

（2）刺激控制疗法

基于条件反射原理，建立正确的睡眠与床及卧室环境间的反射联系，建立稳定的睡眠觉醒规律。很多失眠的孕产妇会因为担心睡不着而过早上床，强迫自己入睡。然而，事与愿违的是，往往越想睡着就越睡不着，越睡不着就越焦虑，越焦虑就更睡不着，形成一个恶性循环。刺激控制疗法限制了清醒时躺在床上的时间和待在床上的行为。孕产妇可以尝试：当感觉到困倦时再躺上床；除了睡觉，不要在卧室进行其他活动；醒来的时间超过15分钟时离开卧室；再次有睡意时才能回到卧室；无论睡眠量多少，一周7天都保持一个固定的起床时间。

（3）睡眠限制疗法

将卧床时间限制至个体的平均总睡眠时间，使卧床时间尽量接近实际睡眠时间，提高睡眠效率。当每晚睡着的时间占躺在床上的时间90%以上时，可以逐步增加在床时间。每天早上固定时间起床，白天不补觉。

当孕产妇的失眠症让其非常痛苦，影响本人及胎儿的健康，且无法从认知行为治疗中获益时，可以在权衡利弊后，尝试在专业医生的指导下进行必要的药物治疗。

第七章　孕期体重管理

1. 为什么要进行孕期体重管理？如何进行孕期体重管理？

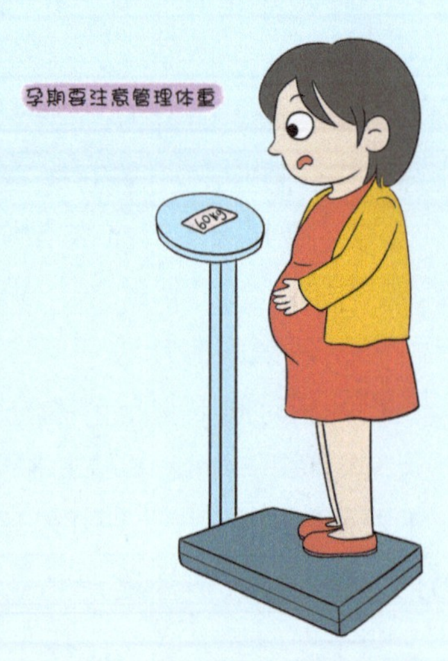

孕期体重管理并不是“减肥”或者“节食”，而是指在整个怀孕期间根据每个孕妇的身高、体重、职业性质及孕期产检情况，通过专业人员进行营养评估、指导生活方式、指导运动、定期产前检测及心理干预等各种方式来制定适合孕妇的体重增长范围，使孕妇积极参与膳食调整、规律运动和健康的生活方式的综合管理。其目的是使孕期体重增加值及增加速度维持在适宜的范围，避免孕期并发症的发生，获得良好妊娠结局及母婴长期健康。

孕妇将体重增长控制在理想范围内，有助于避免一些不良妊娠结局。当孕期的体重增长超过了推荐的范围时，孕妇发生妊娠期高血糖、妊娠期高血压等妊娠并发症的风险增加。而且，孕妇的体重增长过度，若在产后不能恢复，那么她将来发生慢性病的风险也会增加。

胎儿可能因孕妇营养摄入过多而出现巨大儿等情况，使孕妇发生难产的风险增加。而且，胎儿宫内过度增长还会增加其成年期发生慢性疾病的风险。孕妇应明确认识到即使在孕早期没有妊

娠反应，也应该注意控制体重，避免体重增长过多。

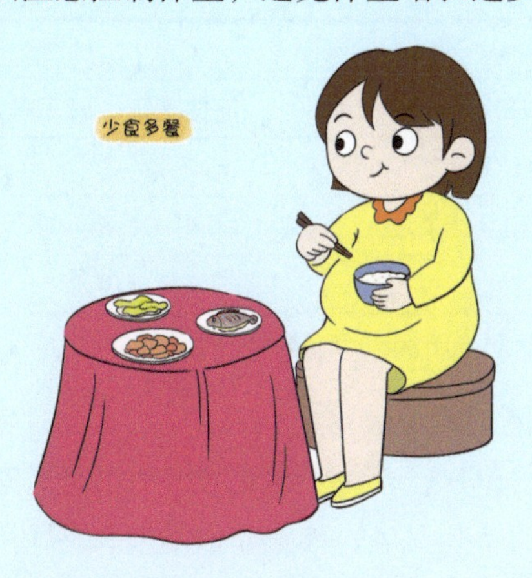

首先需要调整孕前体重在正常范围内，从而保证孕期体重的适度增长。只有孕前体重控制在合理范围内，宝宝生长的基础环境才是优良的，体重控制的起点才是好的。每天总食量分散成5餐吃，晚上9点之后不进食任何东西，晚上不晚于11点入睡。

2. 你知道孕期合理体重增长的标准以及如何测量体重吗?

（1）孕期合理的体重增长标准（表6、表7）

表6　妊娠期妇女体重增长范围和妊娠中晚期每周体重增长推荐值

妊娠前 BMI 分类/(kg/m²)	总增长值范围/kg	妊娠早期增长值/kg	妊娠中晚期每周体重增长值及范围/kg
低体重(BMI＜18.5)	11.0～16.0	0～2.0	0.46(0.37～0.56)
正常体重(18.5≤BMI＜24.0)	8.0～14.0	0～2.0	0.37(0.26～0.48)
超重(24.0≤BMI＜28.0)	7.0～11.0	0～2.0	0.30(0.22～0.37)
肥胖(BMI≥28.0)	5.0～9.0	0～2.0	≤0.22(0.15～0.30)

注：表中数据源自《妊娠期妇女体重增长推荐值标准》（WS/T 801—2022）。BMI(kg/m²)＝体重(kg)/［身高(m²)］。

表 7　双胎孕妇孕期体重增长值

孕前体重状况/（kg/m^2）	总增重范围/kg
消瘦者（BMI＜18.5）	证据不足，暂无推荐
正常者（18.5≤BMI＜25）	16.7～24.3
超重者（25≤BMI＜30）	13.9～22.5
肥胖者（BMI≥30）	11.3～18.9

注：表中数据参考美国医学研究院（Institute of Medicine，IOM）。

（2）孕期体重增加规律

① 孕早期（0～13 周）：体重增加不明显，有的准妈妈甚至可能由于严重的孕吐反应，体重非但不增，反而降低，这些都是正常的。

体重管理要点：早孕反应期间，准妈妈不必过于担心体重增长，宝宝在此阶段所需营养已足够。饮食宜清淡、易消化，避免进食油腻食物和饮酒。

② 孕中期（14～27 周）：随着宝宝的快速生长，准妈妈的体重也开始有了稳步的增长，体形发生明显改变，这时候是控制体重的关键期。

体重管理要点：孕中期是准妈妈相对舒适的时期，早孕反应消失，食欲改善。此时，饮食应荤素、粗细搭配，少食多餐，并配合适当的运动，避免体重超标。

③ 孕晚期（28～41 周）：孕晚期是准妈妈体重飞速增长的时期，应该使体重保持匀速增加，而不是突然猛增。

体重管理要点：60% 的多余体重都是孕晚期疯长的结果，需加强饮食管理，避免碳水化合物和脂肪摄入过多，以防宝宝过大而造成难产。

（3）孕期如何正确测量体重

① 每周准确测量体重一次：每周固定一天测体重，尤其是

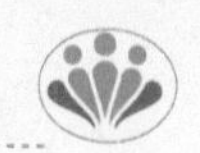

孕中晚期，这个阶段胎儿的成长速度比较快，每周约增长0.3 kg。

② 定时：最好是在每日起床并排空膀胱时测量体重。尽量在相同的条件下，上完厕所排便、排空膀胱、空腹后测量。

③ 固定体重秤：体重秤一定要注意准确度，没电时要及时更换电池。固定使用同一个体重秤。

④ 着装：同样的内衣、内裤、赤脚。很多孕妇在医院测体重时，因为每次的着装不一样，比如外套、鞋子等的重量不一样，导致每次测得的体重变化不够准确，不能及时反映胎儿和孕妇体重的变化情况。

3. 孕期肥胖的定义是什么？其对孕妈妈有哪些影响？

（1）孕期肥胖及分级

孕期肥胖是指孕期妇女体内脂肪组织过度蓄积的状态，即肥胖妇女妊娠（孕前肥胖）和孕期体重过度增加。

肥胖分级：BMI≥28 kg/m^2 为肥胖

BMI 在 30～34.9 kg/m^2 为肥胖一级

BMI 在 35～39.9 kg/m^2 为肥胖二级

BMI≥40 kg/m^2 为肥胖三级

（2）孕期肥胖对孕妈妈的影响

肥胖孕妇易出现胎儿畸形、自然流产、早产、巨大儿、糖尿病、高血压、子痫前期、血栓等并发症，从而导致怀孕失败、胎儿流产等严重后果。孕妇肥胖发生率高达 20%～30%，易合并糖尿病、子痫前期、早产等问题，分娩时易导致难产、引产失败或剖宫产。后代也易出现肥胖、神经发育异常、内分泌疾病等问题。因此，孕期需帮助孕妈妈控制体重增长，必要时减重，以保障孕妈妈和孩子的健康，减少并发症。

4. 孕期体重增加的来源是什么？有哪些导致体重超标的常见原因？

（1）孕期体重增加的来源

孕期体重增加包括胎儿、胎盘和羊水，以及母体组织的增长，如血液和细胞外液、子宫和乳腺发育及脂肪储备等。其中必要的体重增加包括胎儿、胎盘、羊水、血浆容量及乳腺和子宫的增重。理想的孕期体重增加约为 12 kg。以下为各部分的正常增重范围。

① 胎儿 3.2 ~3.6 kg；

② 囤储脂肪 2.7 ~3.6 kg；

③ 血容量 1.4 ~1.8 kg；

④ 血管外液体 0.9 ~1.4 kg；

⑤ 羊水 0.9 kg；

⑥ 乳房 0.45 ~1.4 kg；

⑦ 子宫 0.9 kg；

⑧ 胎盘 0.7 kg。

（2）导致体重超标的常见原因

① 营养过剩：部分准妈妈在早孕反应明显时体重下降，之后以摄入更多食物来弥补，尤其是孕晚期，容易摄入过多高热量食物，导致脂肪堆积，对宝宝生长发育无益。

② 运动不足：有些准妈妈活动量过少，消耗能量不足，也是体重超标的原因之一。孕期应坚持适当运动，有利于孕妈妈自身健康和宝宝顺利出生。

③ 水肿：有些准妈妈本身并不胖，产检时宝宝也不大，但

是短时间内却体重骤增，早晨起来手部肿胀不能握拳，晚上发现下肢水肿，这时候需要就诊，请医生进行指导。

④ 其他原因：双胎妊娠、羊水过多等也可能造成准妈妈体重超标。

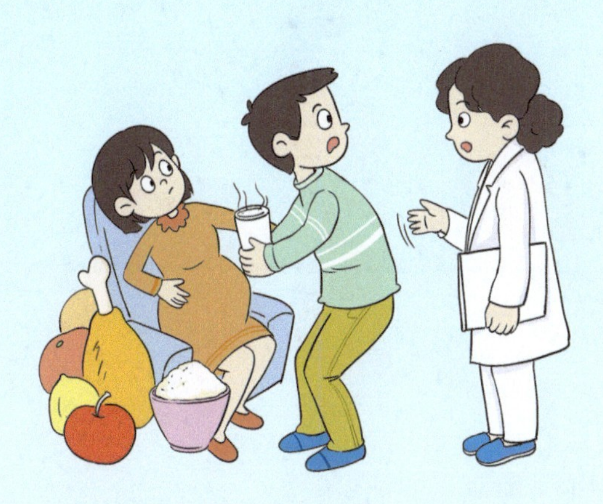

5. 不良的孕期体重管理对母亲、胎儿及新生儿有什么影响?

（1）对母亲的影响

① 体重增加过多会增加妊娠期合并症的发生率，如妊娠期高血压、糖尿病、高血脂、高尿酸等。

② 体重增加过多会增加产后肥胖的发生率，合理控制孕期和哺乳期饮食，可恢复产前身材。

③ 体重增加过多会增加剖宫产的可能性，增加手术损伤和恢复时间。

④ 孕期体重增加过多会增加产程延长、宫缩乏力、产后出血等风险，合理控制体重可降低分娩风险。

⑤ 孕期体重增加不足会影响胎儿生长发育，导致母亲营养储备透支，出现贫血、低蛋白血症、骨质疏松等问题，影响远期

健康状况。

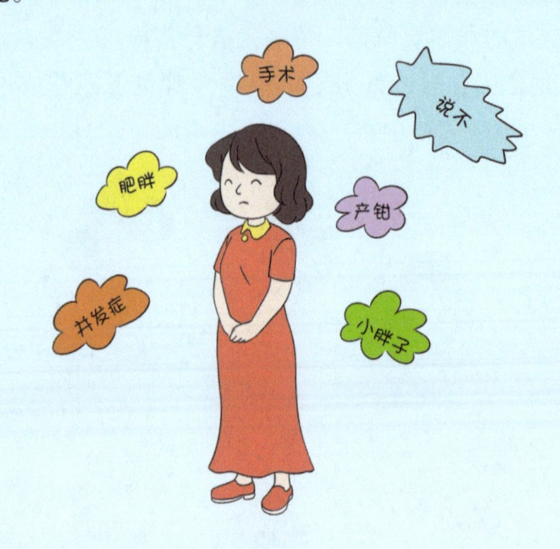

（2）对胎儿及新生儿的影响

① 孕期体重增加过多会增加巨大儿的发生概率，导致宝宝过大、难产、产后出血等问题。

② 巨大儿将来患高血压、糖尿病、肥胖和心脏病等疾病的概率远高于出生体重正常的宝宝。

③ 孕期体重增加过多或过少，都会增加早产率。当孕期体重管理合理时，胎儿各项机能发育更好，宝宝也会更聪明、健康。

④ 孕期体重和营养管理不好会导致胎儿及出生后婴儿的患病率和死亡率远高于出生体重正常的宝宝，且影响到其远期健康甚至下一代的健康。

⑤ 孕期营养不足会影响胎儿正常的宫内生长发育，增加早产、胎儿畸形及死亡的风险，同时也提高了新生儿出生后的患病率，增加其生长过程中的护理难度。

6. 为什么要进行孕期营养管理？孕期营养有哪些常见误区？

（1）孕期营养管理的重要性

孕期营养不良会影响胎儿正常发育，包括神经系统、免疫系统的发育等，导致神经管缺陷、认知水平降低、免疫功能缺陷等问题。孕期营养不良和出生后两年的营养不良可能导致孩子成年后慢性病发病的风险增加。营养不足和过剩都会影响孕期的妊娠风险，增加准妈妈患妊娠并发症的概率，导致难产、肥胖等问题。合理的膳食营养对孕期妈妈至关重要，可有效预防妊娠期并发症并保障胎儿正常的生长发育，降低新生儿畸形、死亡等情况的发生。

（2）孕期营养中常见的误区

饮食中的几个误区：由于传统观念和对营养知识认知不足等多种原因，孕妇在孕期强化营养的过程中，常常会不经意走入一些误区，导致不必要的麻烦。

误区一：一人餐两人分。

许多女性在得知怀孕后会增加饭量，认为吃得越多胎儿越健康。然而，准妈妈加倍进食并不等于胎儿加倍摄取营养。孩子的营养是否足够，关键在于食物的科学选择，而不是盲目多吃。

误区二：有营养的东西摄入越多越好。

孕期加强营养摄入是必要的，但并非越多越好。过量的营养摄入会增加身体负担，从而导致发生肥胖和冠心病的风险增加。体重过重会限制准妈妈的体育锻炼，降低抗病能力并增加分娩难度。

误区三：多吃蔬菜，少吃主食。

有人认为蔬菜比主食更有营养，认为孕妇应该少吃主食、多吃蔬菜。这种观点是错误的。孕妇应平衡膳食，而米面类主食是能量的主要来源。孕中、晚期孕妇每天应摄入400～500 g米面及其制品。

误区四：多吃水果，对宝宝皮肤好。

孕期大量进食水果并无益处，有些孕妇为了追求胎儿皮肤白净而过度摄入水果，导致妊娠期高血糖、肥胖等问题。水果虽富含维生素和膳食纤维，但其他营养成分并不多，建议孕妇每天摄取500 g水果即可。

7. 如何遵循正确的孕期饮食原则以达到“长胎不长肉”的目的？

（1）孕早期的饮食原则

① 孕早期饮食应避免两个极端，避免暴饮暴食或过分强调平衡膳食。此时胎儿发育速度较慢，所需营养与孕前无太大差别，孕吐明显或食欲不佳的孕妇不必过分强调平衡膳食，根据自身情况，想吃什么就吃什么，能吃多少是多少。

② 饮食清淡、适口，少油腻、多原味，减少调料用量，食用碘盐。食物选择要多样而不过量，包括各种新鲜的蔬菜水果、大豆制品、鱼类、禽类、蛋类以及各种全谷物及其制品，最好的搭配是每天吃的食物都能合理地涵盖孕期膳食宝塔上的食物种类和数量。

③ 少食多餐，最好是形成三餐加两点或三餐加三点的饮食模式。

④ 碳水化合物是胎儿脑神经系统唯一的能源，孕妈妈进食主食是必要的，并要注意多吃富含碳水化合物的谷类。

⑤ 多摄入富含叶酸的食物并补充叶酸，能够降低胎儿神经

管畸形及早产的风险。

⑥ 生活规律，适当运动，保持心情愉悦，不抽烟、不喝酒。

（2）孕中、晚期的饮食原则

① 孕期饮食应少食多餐，注意食物多样化，主食提倡全谷物食物，注意粗细搭配和粗粮的添加，避免摄入过多的精细米面而致血糖升高和能量过剩。

② 增加鱼类、禽类、蛋类、瘦肉等的摄入量，适当增加奶类的摄入，以满足钙的需求。

③ 常吃含铁丰富的食物，适当补充铁剂以预防缺铁性贫血。适量进行身体活动，以保证体重的适宜增长。

④ 多吃新鲜的蔬菜、水果，保证维生素摄入充足。孕中、晚期要注意口味清淡，少盐少油。

⑤ 孕中、晚期胎儿生长迅速，母亲也需要为分娩和产后泌乳储备能量和营养素。因此，孕中、晚期需要适量地增加食物摄入量，以满足额外所需营养素的需求。

⑥ 若有孕期营养相关疾病，请咨询营养医生或专业营养师。

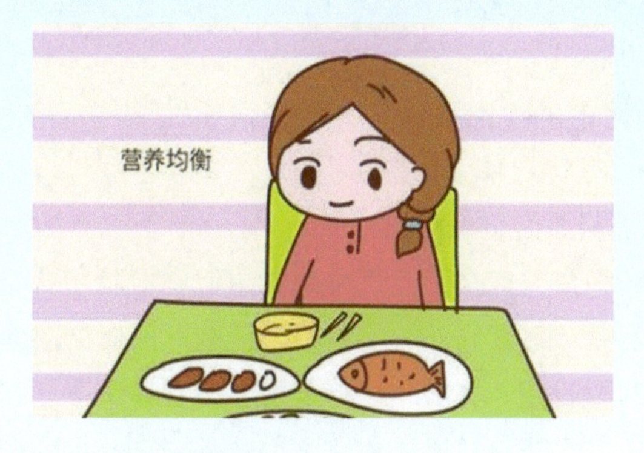

（3）怎么吃才能“长胎不长肉”

“长胎不长肉”是指孕期体重增长在合理范围内，以保证胎儿正常发育，同时避免孕妇过度肥胖或出现妊娠期高血糖等问题。

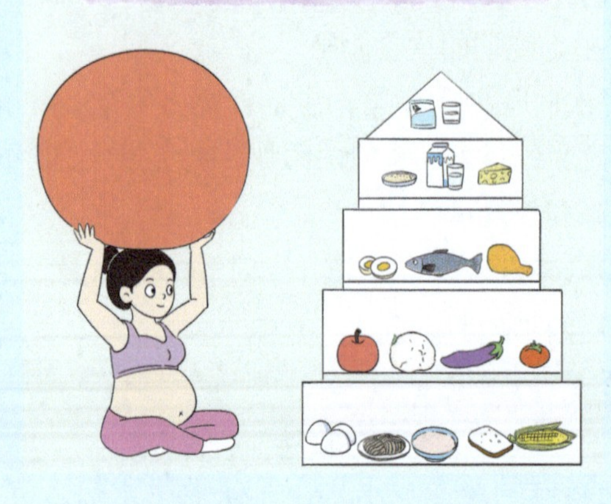

孕期应合理规划体重增长范围，并根据个人身高和孕前体重情况制订孕期饮食计划。建议孕期饮食清淡，少油少盐，避免大量食用水果和坚果等高热量食物，而应选择低升糖指数（glycemic index，GI）的水果和适量食用坚果。每天保持足够的水分摄入，以白开水和纯净水为主，避免饮用含糖饮料和奶茶等高糖饮品。

8. 孕期如何正确吃肉及正确补充蛋白质?

（1）孕期如何正确吃肉

水产品和畜禽肉在营养素含量上相似，但脂肪含量和脂肪酸组成存在差异，对健康的影响也不同。水产品脂肪含量较低，且富含不饱和脂肪酸，有助于预防孕期心血管异常等，特别是深海鱼类如三文鱼、鲱鱼、凤尾鱼等含有丰富的 n－3 多不饱和脂肪酸，对孕晚期胎儿的大脑和视网膜功能发育有益。

禽类如鸡、鸭脂肪含量相对较低，脂肪酸组成优于畜类脂肪，建议优先选择。鸡蛋营养价值高，但胆固醇含量也高，不宜

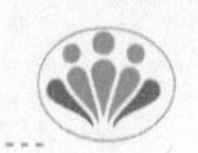

过多食用，每天1～2个即可。

畜肉类脂肪含量较多，但瘦肉中脂肪含量较低，建议选择瘦肉。烟熏和腌制肉类在加工过程中可能受到致癌物污染，盐分也较高，过多食用可能对孕妇健康和胎儿发育产生负面影响，不建议食用。

动物内脏和血也是动物性食物，建议每周食用1～2次，每次1两（1两=50 g）左右。总之，优选鱼和禽肉类，鸡蛋也要摄入；食物种类多样，不过分偏爱某类食物；每天至少食用两类动物性食物。

我国孕妇普遍摄入畜肉较多，禽和鱼类较少，这对孕妇和胎儿的健康营养不利。需要调整肉类摄入的比例，建议每天平均摄入水产类50～100 g，畜禽肉类50～75 g，蛋类50 g，每天喝奶制品1～2杯。为了控制孕期体重和保持健康，需要养成良好的食肉习惯，如对动物性食物的分量有概念，方便替换；烹制肉类时切小块烹制，灵活混搭；独立餐具，分盘食用；减少在外就餐等。这样的食肉习惯有助于避免摄入过多的动物性食物，保持孕妈妈自身的身体健康和胎儿的健康发育。

（2）如何正确补充蛋白质

为了胎儿的健康发育，孕妇需要补充适量的蛋白质，但并不是越多越好。摄入过多的蛋白质可能导致胎儿发育过快、体重过重，增加孕妇生产的难度，同时也会加重肾脏的负担。反之，如果蛋白质摄入不足，可能会引发低蛋白血症、水肿、贫血等问题。

建议孕妇在孕中期每天增加15 g蛋白质，孕晚期增加30 g。可以通过牛奶、鱼、禽、蛋、肉等食物来获取所需的蛋白质。此外，选择消化吸收利用率高的优质蛋白质，如鸡蛋、牛奶、鱼、虾和瘦肉等是获取蛋白质的好选择。

最后，孕妇应该注意饮食多样化，不挑食、不偏食，以确保摄入各种营养素，为胎儿的健康发育奠定坚实的基础。

9. 孕晚期体重增长的原因有哪些?

（1）胎儿生长迅速

孕晚期，胎儿生长迅速，该时期是胎儿发育的完成期，胎儿的肌肉和脂肪日渐充盈，为出生后储存更多营养素做准备。母体为适应胎儿的生长发育，生殖器官逐渐发育且开始储备能量和营养素，对饮食摄入的营养素吸收率增加且储存能力加强。因此，孕晚期体重增长比前期明显。

（2）孕晚期的心理压力

很多孕妇在孕晚期感到焦虑，对胎儿的生长发育充满想象和担忧，导致心理压力增大。为了缓解压力，她们可能会吃更多的零食或点心，而家里人也会鼓励她们多吃，从而导致能量摄入增加。这往往会导致体重在短短的 6 ~ 8 周内增长过快。

（3）孕晚期的运动量减少

尽管孕妇在孕晚期行动不便，但这并不意味着不需要运动。经过近十个月的适应，孕妇进行一般活动量的运动还是可行的，如保持 20 ~ 30 分钟中等速度的散步或较轻强度的家务活等，并不会增加妊娠风险。适量的运动有助于消耗多余能量、减少脂肪囤积、控制体重、增进消化、促进营养素吸收、改善身体免疫力和机体弹性，有利于顺利分娩。

（4）妊娠水肿

个别孕妇在孕晚期因吃得少但体重增长快而向医生抱怨，其实这是“妊娠水肿”现象。水肿原因包括内分泌改变导致水分和盐分潴留，以及高血压、口味重、营养不良性低蛋白血症、贫血等。积极配合医生和听从营养师的指导是有效减轻甚至防止水

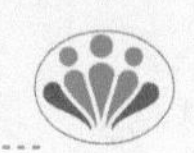

肿的方法。同时，孕晚期是胎儿生长最迅速的时期，需要适宜的营养和合理的体重增长，孕妇应信任并配合医生提供的科学指导，以避免出现不良妊娠结局，并有助于产后身材恢复。

体重管理需要孕妇、医生、营养师的共同努力，同时也需要家属的支持和配合。

10. 孕期如何运动?

对于大多数孕妈妈来说，孕期该如何运动一直是一个困扰，下面就让我们一起探索一下吧!

（1）孕期运动的益处

① 促进新陈代谢，增加机体的肌肉力量。

② 促进血液循环，增加胎盘血流，促进胎儿生长发育。

③ 促进肠蠕动，增进食欲，减少便秘。

④ 降低妊娠期高血糖的发生风险，维持血糖水平的稳定。

（2）运动前评估

运动前应做好评估，有妊娠合并症和并发症的孕妇，通过咨询医生，选择是否运动及运动类型。患有前置胎盘、先兆早产等合并症，以及需卧床休息的准妈妈也不要灰心，虽然不能下床活动，但可以尝试，采用一些比较简便的运动形式，例如在床上举小瓶矿泉水。

（3）孕期的运动原则

孕早期运动宜缓慢，以有氧运动为主，如游泳、做瑜伽、做健身操、散步等，每天定时进行一到两项运动。

孕中期情况相对稳定，可根据个人体质适当增加运动量，如举哑铃、骑固定单车、快步走等。

孕晚期适当减少运动量，选择有助于分娩和宝宝健康的运动形式，如散步、做健身操等，避免过度疲劳。

（4）孕期运动的注意事项

① 快速步行：每分钟90～100 m；中速步行：每分钟70～90 m；慢速步行：每分钟50～70 m。

② 孕期运动的目标是保持合理的体重而不是要减肥或参加竞技。

③ 穿着宽松轻便的衣服，以免太热或出汗过多。

④ 在运动的选择上尽可能避免容易失去平衡、对腰腹有伤害或可能损伤胎儿的运动。

⑤ 妊娠中、晚期不做仰卧运动。

⑥ 避免在炎热的天气下、空腹或饥饿以及超出自己的耐受力时进行运动。

⑦ 监测胎动正常，进餐30分钟后开始运动，持续时间为20～30分钟，注意有无宫缩，避免出现低血糖症状。

（5）孕期运动的危险信号

出现下腹疼痛、阴道流血或流液、视物模糊、胸痛、胸闷、气短、小腿疼痛或肿胀、胎动减少等情况时应立即停止运动并就医。

希望每位孕妈妈都能健康愉快地度过整个孕期。

第三篇

>>> 婴幼儿健康

第一章 婴幼儿发热

1. 你知道什么是婴幼儿发热吗?

正常婴幼儿的体温在一天之内会呈现有规律的波动，一般在觉醒、饮食、活动后体温会升高，而体温峰值往往出现在下午。这种波动会随年龄、测量方法的不同呈现出个体差异。因此，此处所谈到的发热一般是指体温升高超出 1 天中正常体温波动的上限。目前，临床和生活中一般将直肠温度≥38 ℃定义为婴幼儿发热。

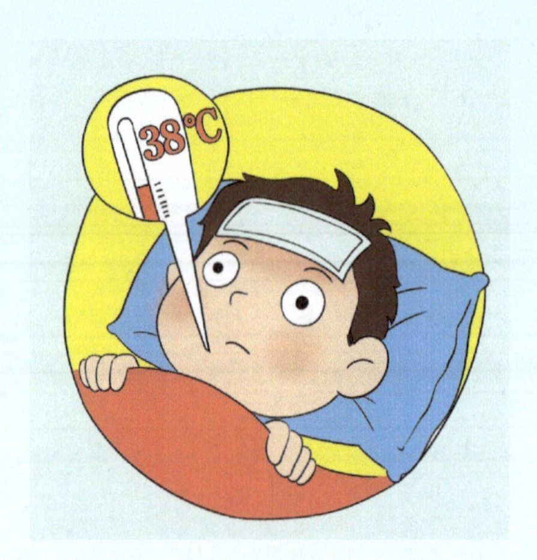

不同年龄段的婴幼儿具有不同的正常体温范围。对于 0 ~ 3 月龄的婴儿而言，正常直肠温度为（37.5 ±0.3）℃，直肠温度高于正常值 2 个标准差（38.1 ℃）则为发热；而对大龄儿童而言，正常直肠温度为 37.5 ℃。

发热是对内生致热原（细胞因子，特别是白细胞介素-1）释放的一种反应。细胞因子通过下丘脑刺激前列腺素的分泌，使体温调定点上调。尽管发热有可能会引起婴幼儿不适，但是在抗感染方面起着重要作用，一些研究甚至表明降低体温会延长某些疾病的病程。但发热会提高代谢率并加重心肺系统负担。因此，发热对有心肺损伤或神经系统损伤的患儿是有害的。它也可以成为热性惊厥的“催化剂”（通常是良性的），但是必须与更严重的疾病如脑膜炎相鉴别。

2. 你知道如何正确测量婴幼儿的体温吗?

婴幼儿的体温可通过不同部位、应用不同的温度计进行测量。体温测量部位包括口腔、直肠、腋窝、额部和耳道。体温测量仪器包括玻璃水银温度计、电子体温计、红外线测温仪和化学标点（相变）测温额贴。

① 玻璃水银温度计为传统的体温测量工具，但因其易断裂并发生水银泄漏，现已不主张应用于婴幼儿，一般仅作为发热诊断对照性研究的“金标准”。

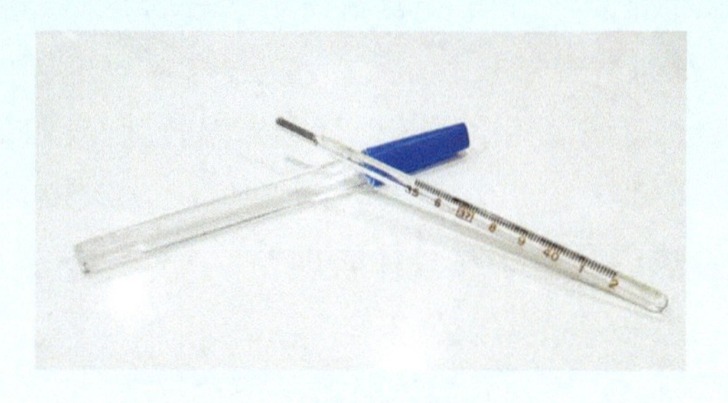

② 电子体温计具有体温测量准确和快速的优点，现逐渐取代玻璃水银温度计用于婴幼儿体温测量。

③ 红外线测温仪应用也越来越频繁，通过检测体内血管红

外辐射估测体内中心温度，通过鼓膜和头皮颞动脉测温，测温速度快，缺点是价格相对昂贵。

④ 化学标点（相变）测温是通过化学反应的颜色变化来判断体温变化，一般制作成额贴，配有可反复使用的测温塑料胶棒，目前应用较少。

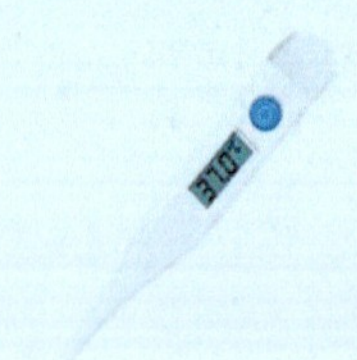

电子体温计

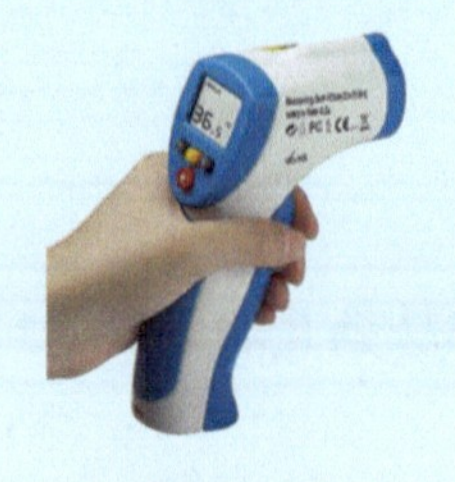

红外线测温仪

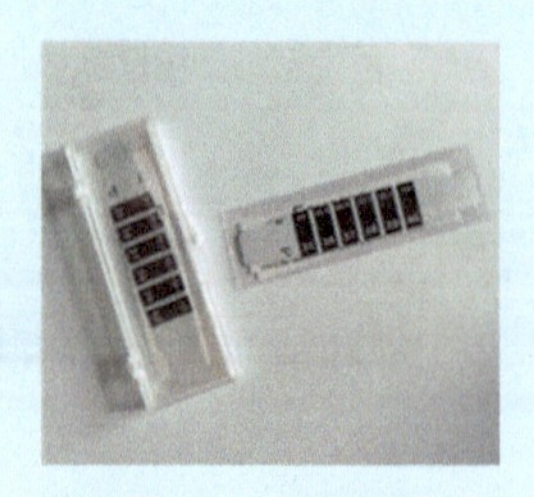

化学标点测温额贴

对于婴幼儿的体温测量建议：

① 对新生儿（出生后至 28 天）采用腋下电子体温计测体温。

② 对 1 个月至 5 岁的婴幼儿可采用腋下电子体温计或红外线测温仪测体温。

③ 用化学标点（相变）测温额贴测温快速且易操作，但结果欠准确，目前不主张采用。

④ 口腔、直肠采用电子体温计测体温较为经济有效。

3. 婴幼儿发热后会有哪些具体表现？

① 体温升高：婴幼儿的体温超过正常范围。

② 不安和烦躁：婴幼儿可能会表现出不安、烦躁、易激动或难以安抚。

③ 食欲不振：婴幼儿发热后可能会出现食欲减退，对食物

的兴趣降低。

④ 睡眠问题：婴幼儿可能会出现睡眠不安宁、易醒或难以入睡的情况。

⑤ 面部潮红：婴幼儿的面部可能会出现潮红或发热的感觉。

⑥ 出汗增多：婴幼儿可能会出现出汗增多的情况。

⑦ 其他症状：婴幼儿发热后可能会出现其他症状，如喉咙红肿、咳嗽、流鼻涕、腹泻、呕吐等，具体症状主要取决于发热的原因。

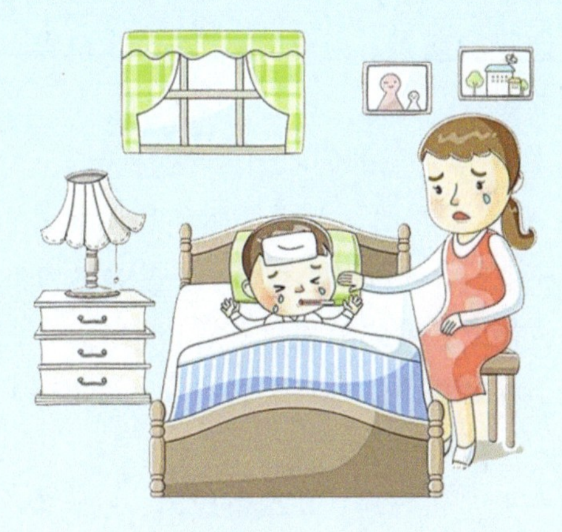

需要注意的是，每个婴幼儿的反应和症状可能会有所不同。有些婴幼儿在发热时可能没有明显的不适或症状，而有些婴幼儿则可能会表现出较明显的症状。

4. 你知道婴幼儿发热的常见病因吗?

（1）急性发热（病程≤14 天）

大多数婴幼儿的急性发热是由感染引起的，最常见的病因包括病毒感染、细菌感染、真菌感染，此外还有部分非感染性的原因。

① 病毒感染（最常见的病毒因年龄而异）。

<1 个月：TORCH 感染、柯萨奇病毒、肠道病毒、新型冠状病毒或其他冠状病毒、艾滋病病毒。其中，TORCH 感染包括弓形虫（T）、风疹病毒（RV）、巨细胞病毒（CMV）、单纯疱疹病毒（HSV），以及其他病原体如带状疱疹病毒、人类细小病毒 B19 等感染。

≥1 个月：肠道病毒和呼吸道病毒（如呼吸道合胞病毒、副流感病毒、腺病毒、流感病毒、鼻病毒、人类偏肺病毒）、新型冠状病毒或其他冠状病毒、巨细胞病毒、EB 病毒、单纯疱疹病毒、人疱疹病毒 6 型。

② 细菌感染（最常见的病原菌因年龄而异）。

<1 个月：B 组链球菌、大肠杆菌和其他肠道病原体、单核细胞增多性李斯特菌、梅毒螺旋体。这些微生物可以引起菌血症、肺炎、肾盂肾炎、脑膜炎和败血症。此外，沙门菌和金黄色葡萄球菌，除了可引起菌血症和败血症外，还可引起软组织、骨骼和关节感染。

1～3 个月：肺炎链球菌、B 组链球菌、脑膜炎奈瑟菌、单核细胞增多性李斯特菌。这些微生物可引起菌血症、肺炎、脑膜炎和败血症。其他常见感染包括中耳炎（肺炎链球菌、流感嗜血杆菌、卡他莫拉菌）、尿路感染（大肠杆菌和其他肠道病原体）、肠炎（沙门菌属、志贺菌和其他致病菌）、皮肤和软组织感染（金黄色葡萄球菌、A 组和 B 组链球菌）、骨骼和关节感染（金黄色葡萄球菌、沙门菌属）。

3～24 个月：肺炎链球菌、脑膜炎奈瑟菌。这些微生物可引起菌血症、脑膜炎和败血症。其他常见感染包括中耳炎和肺炎（肺炎链球菌、流感嗜血杆菌）、尿路感染（大肠杆菌和其他肠道病原体）、肠炎（沙门菌属、志贺菌和其他致病菌）、皮肤和

软组织感染（金黄色葡萄球菌、A 组链球菌）、骨骼和关节感染（金黄色葡萄球菌、沙门菌属、金格杆菌）。

>24 个月：肺炎链球菌、脑膜炎奈瑟菌。这些生物可引起菌血症、脑膜炎和败血症。其他常见感染包括中耳炎、鼻窦炎和肺炎（肺炎链球菌、流感嗜血杆菌、支原体）、咽炎或猩红热（A 组链球菌）、尿路感染（大肠杆菌和其他肠道病原体）、肠炎（沙门菌属、志贺菌和其他致病菌）、皮肤和软组织感染（金黄色葡萄球菌、A 组链球菌）、骨骼和关节感染（金黄色葡萄球菌、沙门菌属、金格杆菌）。

③ 真菌感染。新生儿或有免疫缺陷的婴幼儿，一般以念珠菌属感染最为常见，可引起尿路感染、脑膜炎和败血症。

④ 非感染性。川崎病、急性风湿热、中暑、体温调控紊乱（例如自主神经功能异常、尿崩症、无汗症）、摄入毒物、疫苗和药物。

（2）急性复发性或周期性发热

急性复发性或周期性发热是指正常体温与发热交替出现并持续一段时间的情况，通常有以下两种原因。

① 病毒感染。儿童频繁或连续的轻微病毒性疾病。

② 周期性发热综合征。周期性发热综合征包括周期性中性粒细胞减少、周期性发热伴有溃疡性口炎、咽炎、淋巴结炎、家族性地中海热、肿瘤坏死因子受体相关周期性发热综合征、高免疫球蛋白 D 综合征。

（3）慢性发热

每天发生，并且持续时间≥2 周，同时最初的细菌培养和其他检查无法明确诊断的发热，均考虑为慢性发热，又称不明原因发热。其病因可大致分为感染性与非感染性。

① 感染性。病毒感染（例如 EB 病毒、巨细胞病毒、肝炎病

毒、虫媒病毒感染)、鼻窦炎、肺炎、肠道感染(例如沙门菌属感染)、脓肿(例如腹腔脓肿、肝脓肿、肾脓肿)、骨关节感染(例如骨髓炎)、心内膜炎、人类免疫缺陷病毒感染(罕见)、结核病(不常见)、寄生虫感染(例如疟疾)、猫抓热、莱姆病(慢性发热的少见原因)。

② 非感染性。炎症性肠病、结缔组织病(例如幼年特发性关节炎、系统性红斑狼疮、急性风湿热)、癌症(最常见的为淋巴网状恶性肿瘤,例如淋巴瘤或白血病,以及神经母细胞瘤或肉瘤)、药物、体温调控紊乱(例如自主神经功能异常、尿崩症、无汗症)、假性不明原因发热。

慢性发热有诸多感染性或非感染性的病因,以上列举并不详尽,确切诊断仍需结合临床情况。

5. 发现婴幼儿发热后家长应该如何处置?如何选择适当的降温措施?

发现婴幼儿发热后家长可以从以下几个方面进行处置。

① 观察和监测:注意观察婴幼儿的行为和症状,记录每日体温的变化。同时,监测其他症状,如食欲、精神状态、呼吸和排尿等。

② 保持适宜的环境:确保婴幼儿所处的环境温度适宜,避免过热或过冷。保持室内通风,并避免过度包裹。

③ 提供充足的水分:给婴幼儿提供足够的水分,以防止脱水。可以给予母乳、配方奶或适量的水。

④ 调整穿着:根据婴幼儿的体温和感受,适当调整穿着。避免过度包裹或穿着过多的衣物。

⑤ 物理降温方法:可以使用物理降温方法,如用湿毛巾轻

轻擦拭婴幼儿的额头、手脚和腋下，帮助降低体温。

⑥ 咨询医生：如果婴幼儿的发热持续时间较长并伴有其他严重症状，或家长感到担忧，应及时咨询医生。医生根据具体情况提供专业的建议和指导。

重要的是要根据婴幼儿的具体情况和医生的建议来处理发热。如果您对婴幼儿的状况感到不安或有任何疑问，请及时咨询医生以获取适当的建议和帮助。

药物降温和物理降温是目前临床和生活中常用的缓解婴幼儿发热的治疗方法。其中，物理降温主要是利用液体的导热性质，根据辐射、传导、对流、蒸发等原理促进机体散热；药物降温主要是利用常规解热镇痛药物（阿司匹林等水杨酸类药物或对乙酰氨基酚等乙酰苯胺类药物），促进体温调节中枢功能恢复，并通过加强机体排汗和扩张皮肤以促进散热，达到降温目的。既往研究指出，药物降温和物理降温在婴幼儿发热治疗中各有优势。其中，药物降温具有降温效果持久的特点，物理降温则可实现迅速降温。

由于婴幼儿正处于生长发育阶段，使用药物进行降温可能会引起不良反应，最好是在医生的指导下进行，且婴幼儿服药困难，部分患儿在治疗过程中往往由于无法有效服药而导致治疗失败。同药物降温相比，物理降温操作简便，且效果显著。婴幼儿体表面积相对较大，且存在丰富的血管，使用温水浸浴或擦浴方式可取得显著的降温效果，且安全可靠。同时有研究表明，在婴幼儿发热治疗方面，物理降温相较药物降温具有更加显著的优势。

那么具体应该怎么进行物理降温呢？由于婴幼儿体质较弱，若温度下降过快，则易导致患儿出现多种不良应激反应，且酒精易经皮肤吸收，造成患儿发生酒精相关并发症。因此，对婴幼儿发热，建议采用温水作为降温介质，从而保证体温平稳下降。婴幼儿在腹股沟、肘窝、腋窝等部位存在大量体表大血管和丰富微血管，在物理降温时可在上述部位用温水反复擦拭，以促进热量散发。而对于腹部、前胸部位和足下部位应避免擦拭，否则容易引起患儿腹泻或一过性冠状动脉收缩。

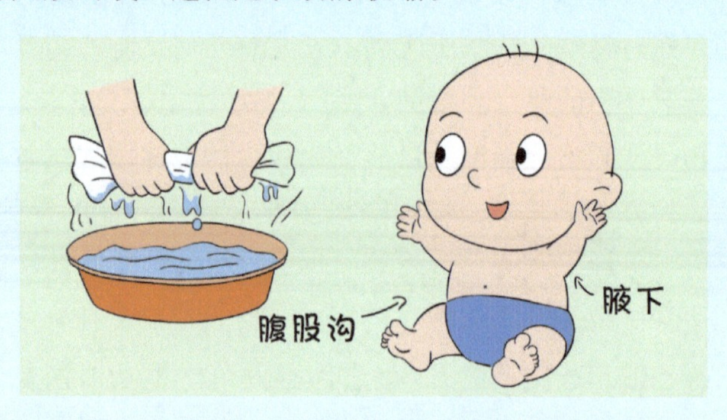

需要注意的是，部分患儿在发热过程中伴有恶寒表现，由于其神经末梢循环较差，对于冷刺激较为敏感，故物理降温不适用于这部分儿童。同时，在降温过程中，家长应密切观察患儿的呼吸、面色、心率和脉搏。一旦出现发抖、寒战表现应立即停止降温，并及时就医处理。若采取物理降温的手段后，婴幼儿发热症状缓解不明显，甚至体温不降反升，也请家长务必及时就医处理。

6. 如何预防婴幼儿发热的发生?

可以从以下几个方面来预防婴幼儿发热的发生。

① 保持良好的卫生习惯。家长和监护人要定期洗手，尤其是在与婴幼儿接触之前。确保婴幼儿周围的环境清洁，并定期清洁婴幼儿的玩具和用品。

② 避免传染源。尽量避免婴幼儿与患有传染性疾病的人接

触，特别是患有感冒、流感等呼吸道疾病的患者。避免带婴幼儿去人群密集的地方，尤其是季节性流行病高发期。

③ 保持适宜的室温。确保婴幼儿所处的环境温度适宜，避免过热或过冷的情况。适当调整室内温度和湿度，以提供舒适的环境。

④ 合理穿着。根据天气和环境条件，适当调整婴幼儿的穿着。避免过度包裹或穿着过多衣物，造成婴幼儿过热；同时在气温骤降后也要及时添加衣物，避免婴幼儿受凉引起发热。

⑤ 定期接种疫苗。按照国家免疫规划，确保婴幼儿按时完成相应的疫苗接种。疫苗可以帮助预防一些常见的传染病，减少感染的风险。

⑥ 良好的营养和充足的休息。为婴幼儿提供均衡的饮食，包括新鲜水果、蔬菜和富含营养的食物。确保婴幼儿有足够的休息和睡眠，以增强免疫力。

⑦ 定期体检和健康监测。按照 0 ~ 6 岁儿童健康管理，定期带婴幼儿到社区卫生服务中心或服务站进行健康体检，确保身体健康。定期监测婴幼儿的体温和其他健康指标，以便及时发现异常情况。

7. 什么是热性惊厥？发生婴幼儿热性惊厥时家长应如何处置？

热性惊厥是指儿童发热所引起的惊厥，常出现在发热后 24 小时内，但也可能是婴幼儿发热的第一个体征。通常而言，热性惊厥患儿会浑身颤抖并失去意识，但有的孩子可能只是身体的某一部位变得非常僵硬或抽搐。热性惊厥患儿可能出现以下情况：高热超过 38.0 ℃；失去意识；手臂或腿部抖动或抽搐。

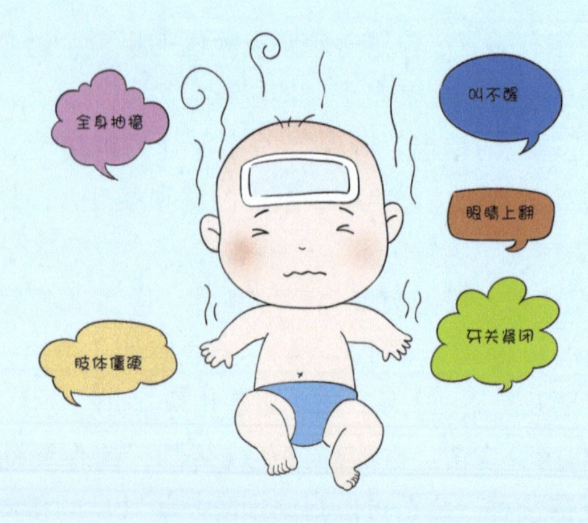

热性惊厥分为单纯型和复杂型：

① 单纯型热性惊厥。这种类型最常见，通常持续几秒钟到 15 分钟不等。单纯型热性惊厥在 24 小时内不会复发，并且不局限于身体的特定部位。

② 复杂型热性惊厥。这种类型通常持续超过 15 分钟，24 小时内会多次复发，或者局限于孩子身体的一侧。

多数（>90%）热性惊厥是单纯型的。

热性惊厥通常发生在非中枢神经系统细菌或病毒感染期间，有时也发生在疫苗接种后，如接种白喉、百日咳、破伤风类毒素、麻疹、腮腺炎和风疹疫苗后。遗传和家族因素可增加热性惊厥发生的敏感性。同时，发育迟缓会增加热性惊厥后发生癫痫的风险。

在婴幼儿首次出现热性惊厥之后，即使只持续几秒钟，家长也要尽快去找医生就诊。如果发作持续时间超过 5 分钟或伴随呕吐、落枕、呼吸问题、困倦、嗜睡等情况，请家长立即呼叫救护车将孩子送往急诊室。

大多数热性惊厥不会产生持久影响，简单的热性惊厥不会引起脑损伤、智力残疾或学习障碍，也不意味着婴幼儿患有严重的基础病。

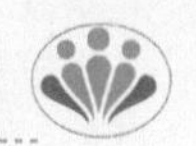

第二章 婴幼儿过敏

1. 什么是过敏?

在我们日常生活中，你可能听说过“过敏”这个词，但你是否真正理解它的含义呢？说到过敏，不得不先提到免疫系统，免疫系统是人体的防御系统，它帮助我们抵御病菌、病毒和其他外来物质的入侵。然而，在某些情况下，免疫系统可能会错误地将本应无害的物质视为威胁，从而导致过敏反应。这种异常反应主要是由免疫系统的一种免疫球蛋白（IgE 抗体）引发的，当身体接触过敏原时，免疫球蛋白会释放化学物质，如组胺，进而引发过敏症状。

过敏是免疫系统异常反应的一种表现，当免疫系统对本应无害的物质产生过度的反应时，就会引发过敏现象。这些物质被称为过敏原，它们可以是食物、花粉、宠物皮屑、尘螨等各种物质。当免疫系统将这些物质视为威胁并发出攻击信号时，就会导致身体出现过敏症状。当接触到过敏原之后，宝宝由于体质不同，短至几分钟、长达几天会产生不同的症状。一般来说，主要分为以下几种症状。

① 皮肤症状。皮肤过敏可以引发皮肤发红、瘙痒、湿疹等症状，当宝宝不断抓挠某个部位，或者有持续的抓挠行为时，家长们一定要重视。家长们要观察宝宝抓挠的部位，红疹、湿疹容易判断，如果只是单纯的皮肤发红，则需要区分是由于宝宝觉得抓挠这个动作有趣而抓红的，还是因为发红瘙痒而出现的抓挠

行为。

② 消化道症状。食物过敏往往会引发消化道反应，可能引发呕吐、腹痛、腹泻等不适症状，尤其在宝宝开始进食固体食物时需要注意。

③ 呼吸道症状。主要包括流鼻涕、打喷嚏、鼻塞、喉咙痒等，特别是在花粉季节，另外温度的变化也是导致呼吸道症状的重要因素。

婴幼儿期是免疫系统发育的重要阶段，因此他们对过敏的反应可能与成人不同。婴幼儿的免疫系统尚未完全成熟，他们更容易对某些物质产生过敏反应。此外，由于婴幼儿的生活环境相对封闭，他们更容易暴露于室内过敏原，如尘螨、宠物皮屑等。因此，婴幼儿过敏在临床上需要特别关注和管理。在婴幼儿期，过敏风险受遗传、环境和生活方式等多种因素的影响。了解宝宝的家族过敏史、遵循科学的喂养方法以及创建清洁、无害的室内环境，都有助于降低婴幼儿过敏的风险。

2. 过敏原包括什么？如何检查过敏原？

过敏是一个复杂的现象，不同种类的过敏原可能对宝宝产生不同的影响。下面我们将探讨食物过敏原、空气过敏原和接触性过敏原这三种常见的过敏原，以及如何预防和管理这些过敏原造成的过敏反应。

婴幼儿时期最重要的就是营养摄入，有时食物的过敏可能无法避免。食物过敏是婴幼儿时期常见的过敏类型之一。某些食物可能会导致宝宝的免疫系统出现异常反应，从而引发一系列症状。以下为常见食物成分明细及可替代食物表（表8）。

表8　常见食物成分明细及可替代食物表

食物类别	食物名称	主要成分	常见接触品举例	可替代食物
谷类	玉米	淀粉、维生素、亚油酸和油酸、蛋白质、叶黄素、矿物质	玉米油、面条、玉米淀粉等	小麦、高粱、燕麦等
	大米	淀粉、脂肪、纤维素、维生素、矿物质	米线、米饼、米酒等	土豆、红薯、小麦、高粱等
	小麦	淀粉、蛋白质、脂肪、矿物质、钙、铁、硫胺素、核黄素、烟酸及维生素A	白酒、饺子、蛋糕、饼干等	大米、土豆、红薯、山药等
豆类	大豆	蛋白质、异黄酮、低聚糖、磷脂、核酸	豆芽、腐竹、豆浆、豆奶等	奶类、动物蛋白等
蛋类	鸡蛋	维生素A、维生素D、铁、磷、硫、钙、胆固醇、蛋白质、卵磷脂、核黄素、烟酸、生物素	蛋糕、饼干、面包、蛋挞、糕点等	肝脏、奶制品、坚果、豆腐、酸奶、牛奶、豆浆等
奶类	牛奶	乳糖、无机盐、磷脂、蛋白质、乳清、铁、铜及维生素A、维生素B_2	牛奶糖、酸奶、饮料、奶片、奶粉等	豆浆、鸡蛋、虾皮等
肉类	牛肉	蛋白质、脂肪、胆固醇、碳水化合物、维生素、视黄醇	肉干、汉堡、酱料等	猪肉、羊肉、鸡肉、鱼肉等
	鸡肉	蛋白质、脂肪、钙、磷、铁、镁、钾、钠、维生素A、维生素B_1、维生素B_2、维生素C、维生素E和烟酸	肉干、汉堡、酱料等	鸭肉、鱼肉、牛奶、豆类等
	猪肉	蛋白质、脂肪、胆固醇、碳水化合物、膳食纤维、维生素E	肉干、汉堡、酱料等	牛肉、羊肉、鸡肉、鱼肉等
海鲜类	螃蟹	蛋白质、胡萝卜素、烟酸	汉堡、调味品、保健品等	畜禽肉蛋、奶制品、坚果等
	对虾和龙虾	镁、磷、钙、虾青素	虾酱、虾丸、汉堡等	鱼肉、奶制品、坚果等

续表

食物类别	食物名称	主要成分	常见接触品举例	可替代食物
蔬菜类	西红柿	胡萝卜素、维生素C、B族维生素、叶酸、钾、番茄红素	调味品、饮料、饼干等	南瓜、胡萝卜、柿子椒等蔬菜
	蘑菇	氨基酸、维生素、磷、钠、钾、钙、铁、微量元素	炒菜、调味品等	木耳、银耳、蔬菜

为婴幼儿添加辅食时需要格外注意，后续章节将详述添加辅食的注意点。

空气过敏原，包括树木、花朵、草粉、柳絮、粉尘、螨虫、动物毛发皮屑、油烟、油漆、汽车尾气、香烟等常见的空气过敏原，它们可能引发宝宝的过敏症状。

接触性过敏原主要包含化妆品、洗发水、洗洁精、肥皂、化纤用品、塑料、橡胶、金属饰品等。

过敏原的检测，可以简单地划分为需要抽取血液和无须抽取血液两大类。首先是不需要抽取血液的检测，包括皮内试验（皮试）、点刺试验、划痕试验、斑贴试验、激发试验等；其次是需要抽取血液的试验，如血清特异性抗体IgE、食物特异性抗体IgG，这些检测需要抽取静脉血3 mL左右。其中，激发试验是过敏原检查的“金标准”。

3. 过敏会遗传吗?

婴幼儿时期是生长发育迅速的阶段，而过敏可能对婴幼儿健康产生一定的风险和影响。了解这些风险因素，可以帮助您更好地呵护宝宝的健康。下面将探讨家族遗传与过敏风险之间的关系，以及过敏可能对宝宝生长发育产生的影响。

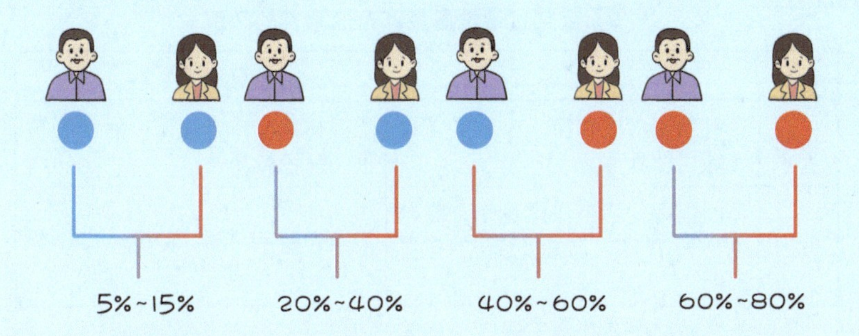

过敏会遗传吗？答案是“会”。研究表明，过敏性疾病属于多基因遗传倾向的疾病，由两对以上基因的共同作用造成，并且无显性和隐性之分。也就是出生在有家族过敏史家庭中的婴儿出现过敏的概率要高于社会的平均水平。虽然每对基因的作用较小，但它们具有叠加效应。一般来说，父母均无过敏性疾病史时，下一代仍有5%～15%的患病概率；只有父亲患病时，下一代的患病概率为20%～40%；只有母亲患病时，下一代的患病概率为40%～60%；父母均患病时，下一代的患病概率可达60%～80%。

4. 如何区分是过敏还是其他疾病？

下面向各位宝妈宝爸们介绍目前常见的几种过敏性疾病应该如何区分。我们先来看过敏性鼻炎和普通感冒之间的区别（表9）。

表 9 宝宝过敏性鼻炎和普通感冒的区别

	过敏性鼻炎	普通感冒
鼻涕	一般为清水样鼻涕，少数是黄色或绿色脓鼻涕	感冒初期鼻涕为清涕，后变为黄色、绿色鼻涕
鼻痒	鼻子很痒，忍不住揉鼻子，眼睛也会跟着痒，严重时还会有黑眼圈	不会有鼻炎
鼻塞	严重时两个鼻孔都不通气，闻不到味道	常见，一般不严重
喷嚏	连续性打喷嚏，有时甚至连续打七八个	打喷嚏次数少且不会连续打喷嚏
周期	时间长，一般大于 2 周而且会反复发作	通常 7 ~ 10 天就能痊愈
发作	春秋交替季节或常年有症状	不固定

过敏性鼻炎大多伴随着鼻子和眼睛发痒，普通感冒严重时会伴随着发热、咽痛和头痛等症状。

那么，过敏产生的肠道反应和细菌、病毒引起的肠道反应有什么区别呢？婴幼儿经常会出现腹泻的情况，由于食物导致的过敏在胃肠道中的表现与其他胃肠疾病的症状有重叠，因此其在临床上误诊率高。当宝宝出现持续腹泻、便血、便秘、肠绞痛，并可能伴有进奶时呕吐、哭闹、无故拒奶等症状时，就需要及时就医，请医生综合判断并做检测，确诊是否为牛奶蛋白或其他食物过敏。

由轮状病毒引起的腹泻，通过消化道或者呼吸道传播，6 个月到 2 岁的宝宝是高危人群。此种腹泻多以发烧和呕吐起病，出现上呼吸道感染症状（如流涕、鼻塞等），之后开始出现水样腹泻，大便如同“蛋花汤”，稀薄并带有少量黏液，大多无特殊臭味。

细菌感染容易引起急性腹泻。比如当宝宝吃了不干净的食物时就有可能会发生，一般常见的细菌包括痢疾杆菌、致病性大肠杆菌等。拉脓血是细菌性感染的主要症状，同时会出现发热、腹痛等症状。

婴幼儿常见的过敏性皮炎大致有七种：

① 湿疹。这是一种常见的过敏性皮肤病，大多发生在 2 岁之前。从身体部位来看，湿疹主要分布在头面部，起初表现为皮损、红斑，之后出现针头至粟粒大小的丘疹和丘疱疹，常融合成片，皮肤抚摸时如同触摸在砂纸上一样。

② 脂溢性皮炎。这种皮炎最为主要的表现是在新生宝宝的两颊、头皮、耳朵后侧、眉毛等处出现类似油垢的黄色硬痂，严重时身体其他部位的皮肤也会结痂，并出现红肿，但是等到结痂的时候可以轻轻地擦洗脱落。

③ 荨麻疹（风团块）。小儿荨麻疹是一种常见的皮肤、黏膜小血管扩张及渗透性增加的过敏性皮肤病。表现为皮肤红斑、风团，奇痒，可伴有恶心、腹痛症状。

④ 尿布性皮炎。由于宝宝皮肤娇嫩，若长期受湿尿布的刺激，可能引起尿布性湿疹。主要表现为小儿接触尿布的部位（如臀部）出现皮肤发红的过敏反应，先是小红点，然后逐渐转变为片状红斑，严重时会出现破溃和糜烂。

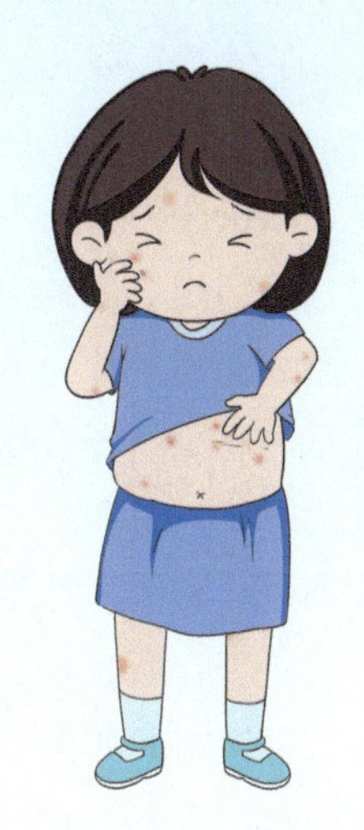

⑤ 虫咬皮炎。宝宝皮肤娇嫩，一旦被蚊虫叮咬后，皮肤会出现发红、充血、渗出，并出现肿胀。宝宝感觉痒时就会用手搔抓，搔抓的刺激加重

了红肿，有时可继发感染，甚至化脓。

⑥ 粟丘疹。主要在宝宝的前额、脸颊、眼、鼻周围，甚至外耳处，有非常小的黄白色的丘疹，表面呈光滑的球状，并且顶端是尖圆的，用手挤压以后可以看到比较坚实的角质样的颗粒。

⑦ 粉刺样毛囊性丘疹。宝宝的身体会出现大小不一的红斑，边界不清，比较湿润鲜红，红斑中心会有黄白色的丘疹出现。

5. 宝宝吃母乳也会过敏吗?

母乳被称作婴儿的“生命之泉”。世界卫生组织提出，母乳喂养是为婴儿健康成长与发育提供理想食品的一种方法，在婴儿生命最初的6个月应进行母乳喂养。母乳喂养可以降低婴儿患感染性疾病的风险。有研究表明，母乳喂养可降低婴儿患呼吸道感染的风险、显著降低婴儿腹泻发病率以及肺炎、中耳炎等感染性疾病的发病率。母乳营养丰富，能全面满足婴儿成长发育的需要，但也有不少宝宝对母乳过敏，这时应该怎么办呢？首先要明确的是，乳汁是婴儿最理想的天然食品。母乳所含有的营养物质齐全，各营养素之间比例合理，含有多种免疫活性物质，非常适合婴儿的快速生长发育，适合生理功能尚未完全发育成熟的婴儿食用，特别是6个月内的小婴儿。

那么究竟是什么原因使宝宝对母乳过敏呢？这里要警惕宝宝是否对妈妈所吃的食物过敏，妈妈可以采取食物回避+激发试验的方式查找过敏原。具体方法是：妈妈暂时停止食用所有含牛奶、鸡蛋、海鲜、花生等易导致过敏的可疑食物，观察宝宝的过敏症状是否有所减轻。在此期间，如果宝宝的症状消失，可以初步确认过敏与妈妈的饮食有关。禁食此类食物2～4周后，妈妈再分别食用可疑食物，并观察宝宝吃母乳后是否再次出现过敏症

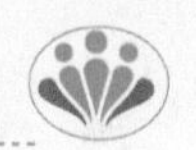

状，以锁定致敏食物。另外，妈妈重新食用可疑食物时一定要足量，比如在对牛奶进行排查时，应至少喝1杯牛奶，以保证有足够的牛奶蛋白进入宝宝体内激发过敏反应。如果宝宝在妈妈饮用牛奶后出现明显的过敏症状，就可以确定宝宝对牛奶过敏。在妈妈禁食锁定的致敏食物3个月后，可以再次尝试该种食物，并观察宝宝是否有过敏反应。若宝宝没有出现异常，妈妈就可以在日常饮食中逐渐食用该食物；如果宝宝再次出现过敏症状，妈妈则需要继续禁食该食物。

6. 辅食如何添加才能减少宝宝过敏?

其实添加辅食产生的过敏并不是孩子免疫力低导致的，而是婴幼儿免疫系统不成熟，对摄入的食物蛋白做出错误的、过度的免疫应答而引起的反应，尤其是存在家族过敏史的宝宝更容易发生。

婴儿在出生后第1年内出现的过敏问题主要是对牛奶、鸡蛋、豆类、鱼和虾等食物过敏。

国内报道，2岁内儿童的食物过敏发生率为3.5%～5.2%，1岁内为6.1%。4～6个月为高发年龄段，婴幼儿期食物过敏的易感年龄与婴儿辅食添加的种类以及肠道屏障功能的不成熟有关。关于过敏体质宝宝辅食添加的时间，目前认为，对于健康的婴儿，4～6月龄可开始添加辅食，不早于4个月，不晚于8个月；对于有过敏风险（有过敏性家族史）的健康婴儿，推荐4～6月龄及时添加过敏原食物，不必延后添加辅食。如果纯母乳喂养婴儿时已发生过敏性疾病，建议妈妈们尝试回避牛奶等可疑致敏食物。婴儿一般延迟至6个月以后添加固体食物，容易引起过敏的食物（如鸡蛋、牛奶等）建议12个月之后添加。若宝宝对牛奶蛋白过敏，普通奶粉、奶酪和酸奶等可延迟至 1 岁以后添加，85% ~90% 对牛奶蛋白过敏的孩子在 3 岁左右能耐受普通牛奶蛋白，多数孩子在 4 岁左右基本能耐受牛奶蛋白。对花生、坚果类过敏可持续数年，甚至成年后仍存在，因此建议至少尝试 3 次之后再考虑添加。

7. 婴幼儿过敏的日常护理中应该注意什么？

婴幼儿过敏时需要特别细致的日常护理，以确保宝宝的健康和舒适。下面将为您介绍如何在日常生活中选择对过敏婴幼儿友好的育儿用品和如何让宝宝有一个舒适的环境。

① 衣物：要选柔软、透气的天然面料，如棉质，避免选择可能引发过敏的合成面料。

② 洗涤用品：使用温和的洗涤剂和柔软剂，避免含有强烈化学成分的产品。

③ 尿布：选择不含有害化学物质的纸尿裤，尽量避免使用有色和花香的尿布。

④ 玩具：选择易于清洁的玩具，避免使用可能含有有害物质的塑料玩具。

室内环境的改善可以有效减少室内过敏原的积聚，从而降低过敏的发生率。以下是一些改善室内环境的建议。

① 保持清洁。经常清洁家居，每周进行大扫除，柜子顶、床底下、沙发底下等各种死角都要用湿抹布擦干净，尤其是床上用品、地毯、窗帘等易积聚尘螨的地方。建议床品 1 周至少晒洗 1 ~2 次；空调定期专业清洗，1 年至少 2 次。

② 控制湿度。保持适当的室内湿度，可以减少霉菌和尘螨的滋生。

③ 减少宠物皮屑，少养花草。如果家中有宠物，要经常梳理宠物的皮毛，定期给宠物洗澡、驱虫。

④ 避免二手烟。有抽烟习惯的家长要注意，二手烟可能加重宝宝的过敏症状，要确保宝宝不暴露于烟草烟雾中。

⑤ 远离劣质家装家具。家装污染也可致敏，危害很大，可以用铝质家具、铁艺家具，家装用的胶一定要买环保产品。

⑥ 带宝宝多参加户外活动，接触大自然，平衡免疫，增强体质。

8. 婴幼儿过敏会导致哪些家庭心理问题?

婴幼儿发生过敏后，通常会引发家长的焦虑和担忧。父母可能担心孩子在日常生活中会不小心接触过敏原，担心其发生过敏反应。这种焦虑可能导致家长长时间处于高度紧张状态，尤其是在初次诊断过敏时，幼儿本身也可能因过敏症状的再次出现而感到焦虑，家长的紧张焦虑情绪也会对婴幼儿产生影响。

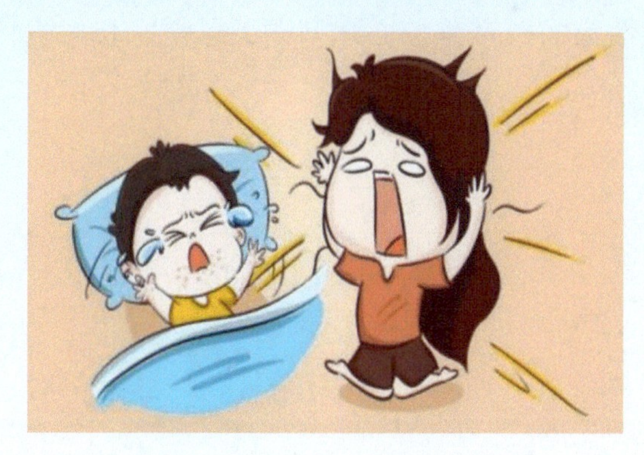

幼儿过敏可能导致孩子感觉自己与其他同龄人不同。这种差异可能引发社交障碍，因为儿童可能害怕参加同学的聚会或社交活动，担心暴露于过敏原。这种自我隔离可能影响儿童的社交关系和自我认同，同时也会对其自尊心产生负面影响，严重时可能会导致儿童抑郁，尤其是在反复经历过敏反应之后。持续的症状可能对儿童的情绪健康产生不良影响，引发情绪问题。

近年来的研究发现，儿童可同时患有过敏性疾病及注意力缺陷多动障碍（attention deficit hyperactivity disorder，ADHD）、强迫症、孤独症等多种神经精神疾病。已经证实哮喘患儿比非哮喘儿童更容易患 ADHD、抑郁、行为障碍、对立违抗、强迫症和学习障碍等，且过敏性疾病的症状越重，其精神问题越突出，尤其是注意力缺陷问题。特别是患有特应性皮炎的儿童，他们共患 ADHD、品行障碍和孤独症等疾病的情况尤为明显。抑郁自杀的风险近几年也在不断增加。

这些精神疾病不仅给儿童带来学习困难、人际交往障碍、认知能力低下等问题，更给社会及家庭造成沉重的经济负担与心理负担。对于家长来说，应该重视过敏性疾病的诊治，同时积极干预孩子的精神心理问题。有时，家长自我否认孩子的问题，反而使疾病不能得到有效的治疗，引起更大的麻烦。因此，积极对待孩子过敏性疾病及产生的心理问题，也是家长对自己本身的疗愈。

第三章　婴幼儿胃肠道健康

1. 婴幼儿消化系统有何生理特点?

（1）口腔

① 婴幼儿口腔容量小，唇肌及咀嚼肌发育良好，且牙床宽大，颊部有较厚的脂肪垫，这为吸吮动作提供了良好条件。新生儿出生时已有较好的吸吮和吞咽反射。

② 婴幼儿口腔黏膜薄嫩，血管丰富，唾液腺不够发达，口腔黏膜易受损伤和局部感染，3～4 个月时唾液分泌开始增加，但口底浅，常发生流涎，称为生理性流涎。

（2）食管

婴儿食管呈漏斗状，黏膜纤弱、腺体较少、弹性组织及食管下段贲门括约肌发育不成熟，控制能力差，常发生胃食管反流，婴儿吸奶时常吞咽过多空气，易发生溢奶。

（3）胃

婴幼儿的胃呈水平位，开始行走时，胃的位置逐渐变至垂直方向。新生儿胃容量为 30～60 mL，3 个月时约 120 mL，1 岁时约 250 mL，因胃容量有限，婴幼儿每日进食次数较成年人多。胃平滑肌发育尚未完善，胃在充满食物后易扩张，加之贲门肌张力低，其自主神经调节能力差，故易引起幽门痉挛导致出现呕吐。婴幼儿胃黏膜有丰富的血管，但盐酸和酶的分泌较少，且酶活性低，所以消化功能差。

（4）肠道

婴幼儿肠黏膜细嫩，富有血管及淋巴管，小肠绒毛发育良好，但肠肌层发育差。肠系膜柔软而长，黏膜下组织松弛，易发生肠套叠及肠扭转。婴幼儿肠壁较薄，屏障功能较弱，故肠内毒素及消化不全产物易经肠壁入血液，引起中毒症状。

（5）胰腺

对新陈代谢起重要作用，既分泌胰岛素又分泌胰液，后者入十二指肠发挥多种消化酶的消化作用。新生儿胰液所含脂肪酶活性不高，2~3 岁时接近成人水平。胰液及其消化酶的分泌易受炎热天气、疾病等因素影响，导致消化不良。

（6）肝脏

婴儿肝组织发育不完善，肝细胞再生能力强，不易发生肝硬化，但易受各种不利因素影响，如缺氧、感染、药物等，可使肝细胞肿胀、变性、坏死，影响其正常功能。婴幼儿时期胆汁分泌较少，对脂肪消化、吸收较差。

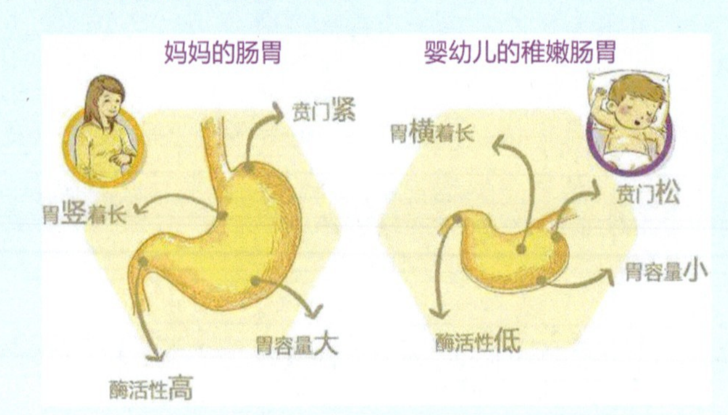

婴幼儿胃肠道特点

2. 婴幼儿常见的胃肠道不适症状有哪些?

（1）溢奶和吐奶

婴儿溢奶是生理现象，与生理结构有关，通常不影响生长发育，且随着婴幼儿各系统及胃肠道发育趋于完善，到第 3 个月

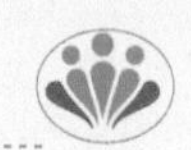

后，溢奶现象会慢慢减少，通常到6~8个月时，已经很少再发生溢奶现象了。若婴儿只是偶发吐奶，大多也是生理性的，但当吐奶为喷射性呕吐或有酸臭味，可见黄绿色胆汁样物，甚至有咖啡色液体时，应考虑胃肠炎、过敏、外科疾病等其他疾病，并及时就医。

（2）腹胀

功能性腹胀需要同时符合以下3个条件：①反复腹胀，持续2周或以上，每周出现2天或以上；②腹胀多在餐后明显，可伴嗳气及肛门排气增多，嗳气及肛门排气后腹胀可缓解；③腹胀经适当评估，无法用其他疾病来解释。婴幼儿腹胀以胃肠腔胀气多见，但若合并呕吐、食欲不振、体重减轻、肛门排便排气不畅，甚至有发烧、解血便，或合并呼吸急促，或在腹部摸到类似肿块的东西，应尽快就医。

（3）腹泻

婴儿母乳喂养期间，若一般情况好，大便性状无异常，生长发育正常，每天大便次数稍多也是正常的；若大便次数增多伴性状改变，家长需要注意。婴幼儿出现腹泻时，父母须注意有无脱水、发热等情况，有些病毒性胃肠炎，抵抗力佳的孩子大多能自行康复，但若出现脱水现象，应尽快就医。

（4）肠绞痛

必须满足下列条件：①症状起始和停止时婴儿必须小于5月龄；②无明显诱因下出现长时间的反复的哭闹、烦躁或易激惹，监护人难以阻止和安抚；③无生长迟缓、发热或患有疾病的证据。

（5）肠套叠

肠套叠指部分肠管及其肠系膜套入邻近肠腔所致的肠梗阻，易造成被套入的肠管血液循环受阻，时间拖延过久可致肠道组织坏死，并有血便产生。典型三联征包括腹痛、呕吐和血便，但这种三联征在不到一半的病例中出现，家长需要高度警惕。

（6）腹股沟疝

腹股沟疝不一定会造成孩子生理上的疼痛，因而不易被察觉，但若是肠管嵌顿致血液循环障碍，患儿可表现出肠梗阻症状，包括呕吐、腹痛、腹胀等，查体可发现腹股沟区的肿物，触之有疼痛，应及时手术，若未嵌顿，也应尽早手术。

3. 引起婴幼儿呕吐的原因是胃食管反流吗？

（1）胃食管反流的分类

① 生理性胃食管反流。此类型多见于喂奶后，以溢乳为主要表现，主要是因为婴幼儿胃肠道的协调功能差而引起反流；多发生在餐后，睡眠时较少发生，不引起病理性损害，婴幼儿生长发育不受影响。正常婴幼儿胃食管反流发生率为30%～70%，1～4个月达高峰，一般1岁后缓解，通常无须治疗。

② 病理性胃食管反流。若反流较重或持续存在，或合并吸入综合征如反复呼吸道感染、难治性哮喘、吸入性肺炎、窒息、喂养困难及影响正常生长发育等，即为病理性反流。

（2）胃食管反流的常见症状

① 消化道症状。频繁发作的呕吐：轻重程度不一，严重时呈喷射状；拒食、进食困难（进食时易哽住或窒息）或反复吞咽；呕血和便血：食管炎严重者可有溃疡和糜烂，出现呕血或黑便；营养不良，主要表现为体重不增和生长发育迟缓。

② 消化道外症状。吸入综合征：反流物直接或间接引发呼吸系统疾病，表现为反复呼吸道感染、频繁或持续的咳嗽、难治性哮喘、反复发作的吸入性肺炎、婴儿猝死综合征；耳鼻喉和口腔疾病：声音嘶哑、中耳炎、鼻窦炎、反复口腔溃疡、龋齿等。

（3）胃食管反流的治疗

① 体位治疗。将床头抬高 15°～30°，婴儿取俯卧位，幼儿则取左侧卧位、直立位或坐位。需要注意的是，沉睡中的婴幼儿不宜使用体位疗法。

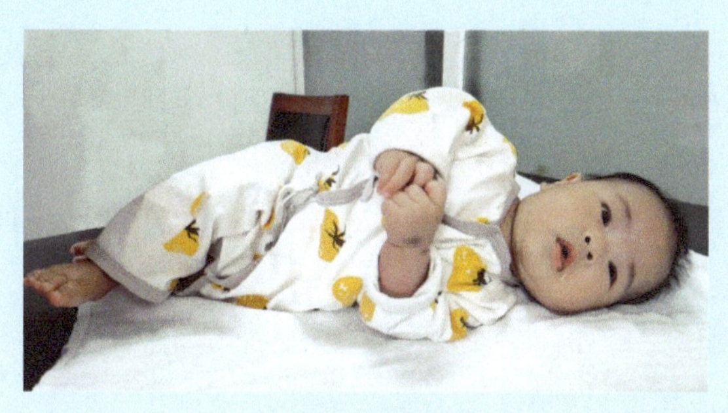

左侧卧位示意图

② 饮食治疗。适当增加饮食的稠厚度，少量多餐，睡前 2 小时避免进食。选择低脂、低糖饮食，避免过饱。肥胖患儿应控制体重，具体内容包括：减少喂养，如果婴幼儿体重超重，须减少总喂奶量；少量多餐喂养，确保喂养次数频繁但量少；喂养稠厚食物（如富含大米淀粉、玉米淀粉的食物等）。

③ 及时就医。

4. 引起婴幼儿哭闹的原因是肠绞痛吗？

（1）肠绞痛的定义

肠绞痛不是一个病名，而是由于许多因素不协调所引起的一种“征候群”，常发生在 3 个月内的婴儿身上，约有 10% 的婴儿发病期会延长至 5 个月以上。

（2）辨别肠绞痛

正常健康的新生儿哭闹，往往可能是饥饿、口渴，或是想要得到妈妈的关注。新生儿不舒适时也会哭闹，例如尿布湿了，房间温度过高、衣服裹得太热或太紧，或有异物的碰压等。这些都属于正常的生理性哭闹，其最大的特点是婴儿哭声响亮，食欲、体温正常。在满足了他们的要求或解决了不适后，哭闹会停止。

肠绞痛引起的哭闹表现为无缘由、持续时间长，每次哭闹持续超过3小时，每周至少3天，并可伴以下特征。

① 音调很高、哭闹声很大，听起来类似尖叫或处于疼痛状态。

② 无论父母如何努力，都难以安抚婴儿，婴儿的哭闹可能会在排气或排便后缓解。

③ 在哭闹的同时，可能会伴蹬腿、胳膊僵硬、弓背、腹部膨隆变硬。

④ 肠绞痛引起的哭闹、烦躁行为一般是阵发性的，无明显诱因即可突然发生，且常在晚上。家长需警惕的危险信号：频繁溢奶、吐奶/吐血、发热、便血、发作性咳嗽、表情痛苦/异常姿势、生长不良等，此时应及时就医。

（3）肠绞痛的缓解方法

① 采取舒适姿势。用小被子将婴儿轻轻包裹起来，让其感觉安稳，身体上的不适会逐渐减轻，婴儿也会慢慢安静下来；也可采取“飞机抱”的姿势。

② 转移注意力。换个环境，例如推婴儿车出去，或带婴儿坐车兜风；换人带，例如交给爸爸；或者给婴儿洗热水澡。

③ 促排气。在手上涂一层婴儿润肤霜或婴儿油，顺时针轻轻按摩婴儿的小腹，有助于排出肠道内的气体；也可用棉签蘸植物油后，轻柔刺激婴儿的肛门，促进排气，改善不适。

④ 若明确了病因，例如配方奶粉喂养所致腹胀，可考虑换

成水解蛋白奶粉；如果不适是食物过敏引起的，调整母乳或其他食物后，几天内肠绞痛就会减轻。

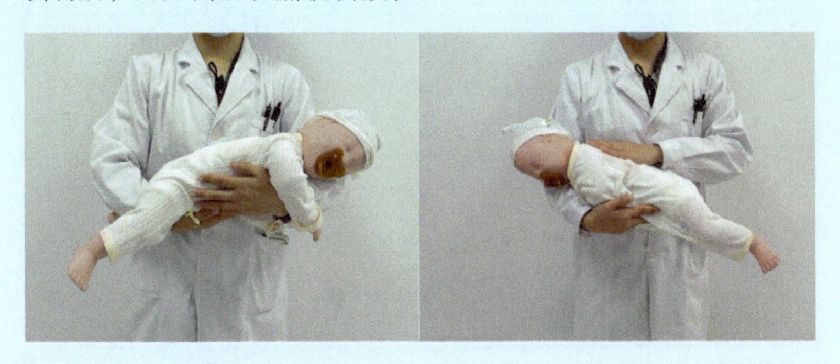

5. 如何区分婴幼儿腹泻是轮状病毒感染还是诺如病毒感染？

（1）婴幼儿排便特点

① 母乳喂养儿的粪便：呈黄色或金黄色，多为均匀膏状或带少许黄色粪便颗粒，质地较稀薄。大便每日 2～4 次，一般在添加辅食后次数减少。

② 人工喂养儿的粪便：呈淡黄或灰黄色，质地较干稠。因牛乳及其配方奶粉含酪蛋白较多，粪便有明显蛋白质分解物的臭味，有时可混有白色酪蛋白凝块。平均每日排便 1～2 次，易发生便秘。

③ 混合喂养儿的粪便：与喂牛乳相似，但较软，呈黄色，添加淀粉类食物可增加排便量，呈稍暗的褐色，臭味加重。每日排便 1～3 次不等。添加蔬菜、水果等辅食后，大便外观与成人相似。

（2）诺如病毒和轮状病毒感染的特点（表 10）

表 10　诺如病毒和轮状病毒感染的区别

列项	诺如病毒	轮状病毒
俗称	冬季呕吐病	秋季腹泻
传播途径	接触病毒感染者的呕吐物、粪便及污染物；食用或饮用被病毒污染的食物或水；可通过呕吐时产生的带病毒飞沫传播	接触感染者或隐性感染者的粪便，或接触被粪便污染的物品，再接触自身的口腔；食用或饮用被病毒污染的食物或水
易发年龄	各年龄段均可感染	婴幼儿
潜伏期	20～48 小时	2～3 天
典型症状	婴幼儿呕吐重、腹泻轻	蛋花样水便
恶心、呕吐	症状重	在疾病前 24～48 小时有
腹泻	稀水样或蛋花样，每日数次，无黏液及脓血	数次至数十次大便，大便呈清水样或蛋花汤样，多无特殊腥臭味
发热	大多低热，高热少见	可伴低热或高热
脱水	可伴有	常见
病程	轻者 2～3 天，重者 5～7 天	3～8 天
治疗	对症治疗	同左
排毒时间	排毒高峰在发病后 2～5 天，持续 2～3 周	发病前 2 天和出现症状后的 4～8 天内排毒
免疫力	痊愈后几个月内对该病毒有免疫力，但之后免疫力会慢慢消失	同左
疫苗	目前无针对诺如病毒的疫苗	首例接种年龄为 42～104 天，两剂之间至少间隔 4 周，需在满 8 月龄前完成基础免疫程序

（3）一般治疗

① 液体疗法（纠正水、电解质紊乱及酸碱失衡）：合理的液

体疗法是降低腹泻病死率的关键，腹泻患儿应多饮水，并补充电解质，如口服补液盐、葡萄糖电解质泡腾片等。

② 静脉补液：如孩子腹泻较重、脱水明显、口服补液困难，应及时带孩子去医院就诊补液。

③ 补锌治疗：因急性腹泻时丢失的锌增加，导致负锌平衡、组织锌减少，补锌治疗有助于改善腹泻患儿的预后，减少复发。

6. 如何判断宝宝是否患有乳糖不耐受？

（1）乳糖不耐受的定义

食物中的乳糖进入小肠后，由于各种原因引起的乳糖酶缺乏，使乳糖不能分解成单糖（如葡萄糖和半乳糖）被吸收入血，称为乳糖吸收不良。当未被分解的乳糖进入结肠后，会被细菌发酵成短链有机酸和气体，大部分可被结肠重吸收，但发酵过程可致肠鸣、腹痛和腹泻等症状，存在这些症状时称乳糖不耐受。不耐受症状的严重程度与小肠内乳糖酶活性、乳糖摄入量以及同时摄入其他类食品有关。

（2）乳糖不耐受的表现

① 腹痛、肠绞痛：未被分解的乳糖会被细菌利用，产生甲烷、氢气、二氧化碳等大量气体，致腹痛，婴幼儿可能会出现无缘无故的腹痛或喜趴着睡觉。

② 腹泻：未被利用的乳糖会提高渗透压，致大量水分进入肠腔，使大便次数增加，大便出现奶瓣或泡沫，可有浓重酸臭味。

③ 腹胀、便秘：乳糖不被机体消化吸收，但能被细菌分解产生气体，造成腹胀，婴幼儿可能经常出现打嗝、放屁、肠鸣及肠痉挛等，产生的甲烷气体会抑制肠道蠕动，导致便秘。

（3）对婴幼儿的影响

乳糖不耐受患儿因限制乳糖而须回避乳汁和乳制品，这也意味着限制其他营养素的摄入，包括优质蛋白质、维生素以及钙等物质，增加佝偻病、骨质疏松症等发生的风险。此外，乳糖不耐受患儿因担心腹胀和胃肠胀气，常会限制其他食物的摄入，如豆类和干果等，这也会增加营养不良的风险。

（4）乳糖不耐受患儿的喂养方式

如果患儿大便次数不太多，生长发育状况良好，即使存在乳糖吸收不良，一般也无须特殊治疗。若症状明显，影响生活质量，就须认真对待。

① 应用无（低）乳糖奶粉：去乳糖饮食对治疗肠道病毒感染及乳糖不耐受引起的腹泻有较好疗效，一般而言，去乳糖奶粉不会影响患儿的正常发育，短期使用更不会有负面影响。

② 添加乳糖酶：含乳糖食品可添加乳糖酶以降低乳糖含量。

③ 应用益生菌：研究表明，益生菌可有效缓解腹泻、腹部绞痛、呕吐等症状。

④ 饮食调理：对乳糖不耐受的婴幼儿在喂养上应做调整。酸奶是在新鲜牛奶中加乳酸菌发酵制成的，部分乳糖已分解成乳酸，使其成为低乳糖食品，适合乳糖酶缺乏者饮用。

7. 你知道功能性腹泻吗？

（1）功能性腹泻的定义

在生活中，许多婴幼儿常因恶心、呕吐、腹痛、腹胀、腹泻、便秘等症状影响到日常生活而就医。但通过检查和随诊，在许多患儿中并未发现器质性疾病，功能性腹泻就是其中的一种，它是生物、心理、社会综合因素作用的结果，不能用以单一疾病

为基础的简单生物医学模式来解释。

（2）功能性腹泻和肠炎的区别（表11）

表11　功能性腹泻和肠炎的区别

列项	功能性腹泻	肠炎
诊断标准	必须满足以下所有条件：①每天无痛性排便4次或以上，为不成形便；②症状持续超过4周；③在6～60月龄时出现症状；④如果热量摄入充足，不会出现生长迟缓	粪便黏稠度下降（成松散状或液体状）和/或排便次数增加（24小时内排便次数≥3次），伴或不伴发热、呕吐、腹痛
大便情况	常有持续的或反复发生的、不伴有腹痛或不适的稀便或水样便，通常每日大便次数不超过5次，典型的大便为黏液便，含或不含未消化的食物。大多可耐受，极少会严重影响生活，不会出现吸收不良综合征	不同致病病原体所致的肠炎在大便次数及性状方面略有不同，但患儿常有呕吐、腹痛等伴随症状，且可能有腹泻引起的不同程度的脱水，常影响生活
诱发因素	易反复，可有情绪、应激生活事件、肠道感染、饮食不适等诱因，营养因素是婴幼儿腹泻发病机制中的一个关键因素。功能性腹泻的婴幼儿常饮食过多，摄入过多的果汁、低脂高碳水化合物和山梨醇等	可有喂养不当、粪口途径暴露于家禽或密切接触病原携带者等诱因
相关检查	体格检查腹部柔软，按压腹部无哭闹，但可有肠鸣音活跃的情况；辅助检查无器质性病变	可能出现脱水表现，按压腹部时常有异常哭闹，血象改变，完善粪常规检查常可找到病原体

（3）功能性腹泻对婴幼儿的影响

功能性腹泻患儿小肠转运、水和电解质的分泌以及葡萄糖的吸收都是正常的，且没有脂肪泻，符合功能性腹泻诊断标准的患儿不会出现吸收不良综合征，一般来说不会影响生长发育。

（4）功能性腹泻的治疗

功能性腹泻患儿的家长应充分了解疾病的性质、病因及预后，增强信心，帮助宝宝养成良好的习惯，避免精神紧张，保持心情舒畅。对症治疗是治疗功能性腹泻的主要手段，应合理应用止泻药如蒙脱石散，菌群调节剂如双歧杆菌三联活菌胶囊，同时可加用理疗、热敷、镇静剂或抗焦虑药物协助改善患儿症状。为了健康和均衡饮食，推荐评估患儿每天饮食中果汁和果糖的摄入量，日常的饮食和排便日记有助于安慰监护人。

8. 婴幼儿排便困难是因为便秘吗？

（1）功能性排便困难和功能性便秘

排便困难的婴儿每次排便持续数分钟，伴尖叫、哭闹、因费力排便引起的面色发红或发青，这些症状通常持续 10～20 分钟，而每天可有数次排便。在大多数婴儿中，这些症状在出生后第 1 个月就开始出现，持续 3～4 周后可自行缓解。当年龄小于 9 月龄的婴儿同时满足以下 2 项条件，可诊断为功能性排便困难：①在排出软便或未能成功排便前处于紧张和哭闹状态至少持续 10 分钟；②无其他健康问题。

新生儿至 4 岁幼儿至少符合以下 2 项条件，持续时间达 1 个月时，可诊断为功能性便秘：①每周排便次数≤2 次；②大量粪便潴留史；③有排便疼痛和排便费力史；④排粗大粪便史；⑤直肠内存在大量粪便团块。对于接受排便训练的儿童，以下条件也作为选项：①能控制排便后每周至少出现 1 次大便失禁；②粗大粪便曾堵塞抽水马桶。

（2）功能性便秘对婴幼儿的影响

虽然婴幼儿功能性便秘属于一种功能性改变，无器质性病

变，但便秘严重影响儿童身心健康，尤其对于婴幼儿，便秘及排便困难影响婴幼儿排便习惯的养成，降低其生活质量，病程长者尤甚，须加以重视。

（3）功能性便秘的治疗

对功能性便秘进行干预的重点是重视病因，家长要明白一旦婴儿学会在排便时松弛盆底，症状即可消失。功能性便秘为该年龄段的功能性障碍，不需要特殊治疗；不提倡手法刺激直肠帮助排便，因为可能影响患儿的直肠感觉功能，或可能产生在排便前要等待刺激的感觉，同时泻药也是不需要的。

① 合理饮食：调整饮食结构，应侧重于膳食纤维的摄入，膳食纤维具有吸收水分、软化粪便、增加粪便量的作用，也可应用部分水解蛋白配方奶，改善蛋白质的分解和吸收，细化粪块，从而帮助改善便秘。

② 足量饮水和适量运动：饮水量应根据年龄及体重而异，须观察婴幼儿粪便，以排出糊状及条状软便为宜。适当的运动也能促进肠道运动，是缓解便秘的重要手段，应鼓励幼儿多活动，每日保持1小时以上的运动时间。

③ 药物治疗：婴幼儿功能性便秘以调整饮食治疗为主，较少用药物治疗，只有在疗效不佳时，才选择合适的药物如聚乙二醇、乳果糖及益生菌作为辅助治疗。

9. 婴幼儿误食不同成分的物品应该如何处理?

（1）如何判断吞服异物的危险程度

① 非高危消化道异物：多为钝性异物，以硬币最常见，造成伤害的风险较低。

② 高危消化道异物：毗邻重要器官与大血管的异物、腐蚀

性异物、尖锐异物、磁性异物等，主要包括电池、尖锐异物，常见的尖锐异物有枣核、螺丝钉、针、张开的别针、牙签和骨刺等。

（2）如何判断吞服异物的滞留部位

① 食管异物：婴儿表现为流涎、呕吐、反复哭闹、拒乳拒食，幼儿表现为咽痛、吞咽困难、哽噎、胸痛。当异物于食管中上段压迫气管时，可有咳嗽、喘息或呼吸困难。

② 胃、十二指肠及下消化道异物：多无明显临床表现，少数可致腹痛、腹胀、呕吐等。

③ 异物在消化道内滞留或嵌顿时间过长，异物机械磨损或化学物质渗漏均可引起消化道黏膜糜烂、溃疡及出血，如果患儿误吞异物后出现不明原因发热、反复咳嗽、气促及腹痛等，须警惕消化道穿孔的可能。

（3）误服后的处理方法

当孩子误食异物后，首先需要快速明确孩子到底吃了什么东西、含有什么成分以及大概吃了多少。接下来立刻检查孩子口腔内是否有残留，如果有残留，指导孩子用清水漱口吐出；对不会漱口的宝宝应立即用干净的软布蘸水后擦拭口腔内的残留物质，并观察孩子的状态。如果衣物沾有误食物品，尤其是带腐蚀性的物质，建议立刻换下。

当出现以下情况时，带上剩余物质，并尽快就医。

① 吞食成分不明或者强刺激性、毒性物质。

② 摄入量较大（不只停留在口腔，而是吞咽好几口）或者摄入量不明。

③ 孩子精神状态异常，如哭闹、烦躁、萎靡、嗜睡等。

④ 孩子出现喉咙痛、呕吐、流口水、皮疹、腹痛以及任何其他异常症状。

下表对常见的日用品进行了分类，方便父母更好地判断误食的危险性，及时将孩子送医院处理（表12）。

表12　常见日用品处理方法

处理方法	清洁用品	消毒用品	干燥剂	驱蚊、驱虫用品
少量误食可以在家观察	洗衣凝珠 护色留香凝珠 柔顺剂 洗洁精	酒精类消毒凝胶/喷雾 衣物消毒液 稀释后的84消毒液	硅胶 蒙脱石散 活性矿	蚊香液 蟑螂药 老鼠药 樟脑丸 杀虫剂等驱蚊、驱虫用品
需要立即就医	油污清洁剂 马桶清洁剂 管道疏通剂	84消毒原液 消毒剂泡腾片 氢氧化钠或氢氧化钾强碱片/液	石灰石 氧化钙	

家长须知，不是误食后都需要催吐和稀释，应就情况而定，因为催吐行为容易增加宝宝呛咳和窒息的风险；此外，进行催吐可能会让胃内容物再次接触食管，造成食管的二次损伤。而大量饮用液体会诱发呕吐，可能进一步引起并发症，如急性气道肿胀等，且一些腐蚀性强的物品在遇水时还会发生反应产生大量热，损伤孩子食管。

10. 如何调理婴幼儿胃肠功能？

（1）肠道健康的评估

人的胃肠道内有超过10万亿个细菌，它们被称作“人类的第二基因组”，肠道内不同菌群共同维持肠道微生态平衡，与人的消化、吸收、代谢、免疫调节、能量转化等功能相关。当菌群遭到破坏、肠道功能异常时，大便会有异常情况，如腹泻或便秘。因此，通过观察大便特征，我们可以评估出肠道内的健康状况，如果婴幼儿的大便软硬度刚好且排便规律，说明他的肠道是健康的。

（2）维持正常的肠道功能

① 均衡营养膳食：健康饮食包含蛋白质、脂肪、碳水化合物、维生素、矿物质等人体所需的营养物质，这些营养物质完全可满足婴幼儿的身体需要。不要食用过冷、过热的食物，切忌暴饮暴食。

② 充足睡眠：当身体处于疲劳时，难以抵御外界入侵的病菌，充足的睡眠使免疫系统得到调整，有助于改善婴幼儿的免疫力；婴幼儿的胃肠发育不够完善，更需要保持自然规律的作息。

③ 少菌而非无菌的生活环境：细菌在人体免疫系统发育中起重要作用，如果平时没有接触细菌的机会，周围环境太干净，则不利于肠道菌群的发育、成熟。家庭应停止过量使用化学消毒剂，让婴幼儿适度接触细菌，这对婴幼儿肠道免疫功能的建立和成熟有益。

④ 喂养方式：婴幼儿可从母乳中获得能量以及各种重要营养素，还有抗体、母乳低聚糖等各种免疫保护因子，且孩子在吮吸时，可适当吃到妈妈乳头，乳头周围皮肤上的细菌有利于孩子肠道菌群的建立。配方奶的营养价值则略低于母乳，且对冲调比例有较严格要求，但对于7 ~ 24月龄婴幼儿，单一的母乳喂养已经不能完全满足其对能量及营养素的需求，必须引入其他营养丰富的食物，通过接触、感受和尝试，逐步体验和适应多样化的食物，从被动接受喂养转变到自主进食，才能促进婴幼儿胃肠道等消化器官的发育，维持肠道健康。

⑤ 不滥用抗生素：抗生素只用于针对细菌感染，并不是治疗发热、咳嗽、腹泻、肝炎等的“万金油”。若是病毒性感染引

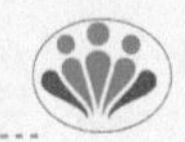

起的咳嗽、发热，抗生素不仅不会起作用，还会因误杀细菌而使正常菌群遭破坏，影响人体免疫能力。只有在经过化验确认这些疾病是由细菌感染引起的时候，抗生素才能发挥作用。

⑥ 适当服用益生菌，调节肠道菌群。

第四章　儿童孤独症谱系障碍

1. 孤独症谱系障碍是什么疾病?

孤独症谱系障碍，简称孤独症。患此病的儿童被称作“星星的孩子”。该病是一类发生于儿童早期的神经发育障碍性疾病，以社交沟通障碍、兴趣狭隘、行为重复刻板为主要特征，严重影响儿童的社会功能和生活质量。

孤独症以往就存在，只是人们对其认识尚不足。直到 1943 年，美国儿童精神病医生里奥·肯纳首次发表了描述孤独症儿童的论文。文中报告了 11 名儿童，他们的症状就如只生活在他们自己的世界里，忽略身边的所有人，包括他们的父母。肯纳曾认为这是一种儿童精神错乱，需要到精神病院进行治疗。到了 20 世纪 70 年代，研究人员发现有些孤独症儿童虽然不会说话，但是对数学、天文学、物理学有着超乎寻常的兴趣，从而开始认识到孤独症症状的多元性，并质疑肯纳医生的理论。其中，奥地利精神病学家阿斯伯格做出突出贡献，后人因此形成了“阿斯伯格综合征”这个诊断术语。到 20 世纪 80 年代，美国《精神疾病诊断与统计手册（第三版）》首次将儿童孤独症从精神病中分离出来，定义为一种广泛性发育障碍。而在 2013 年，该手册第五版取消了阿斯伯格综合征、儿童期瓦解性障碍、待分类的广泛性发育障碍等诊断，统一称作孤独症谱系障碍。

在中国的精神障碍分类与诊断标准中，孤独症虽然尚归属于儿童精神病的分类名目，但也注明是一种广泛的发育障碍。因

此，中国对这个疾病与国际上有着统一的看法，将其命名为孤独症谱系障碍，归类于神经发育障碍。

2. 我们身边孤独症谱系障碍患者多吗？

世界卫生组织将罕见病定义为患病人数占总人口数的0.65‰~1‰的疾病或病变，而在我国的定义为患病率小于1/50万或新生儿发病率小于1/1万的疾病。在1980年前，孤独症谱系障碍的患病率为0.35‰，可称得上是一种相当罕见的疾病。

随着孤独症谱系障碍诊断标准的修订与诊断能力的提升，全球孤独症谱系障碍的发病率在过去数十年来持续快速攀升。美国疾病控制与预防中心最新的统计资料发现，该疾病在美国的患病率已经从2000年的1/150增加到2020年的1/36，即每36名儿童中就有1名患有孤独症（2.77%）。除美国外，许多国家孤独症谱系障碍的患病率也较高，如加拿大（1.46%）、英国（1.7%）、冰岛（1.2%）、韩国（2.2%）。在中国，2020年复旦大学调查了8个城市的14万多儿童，最终推算出该疾病在我国的患病率约为0.7%。目前，据估计我国孤独症谱系障碍的患

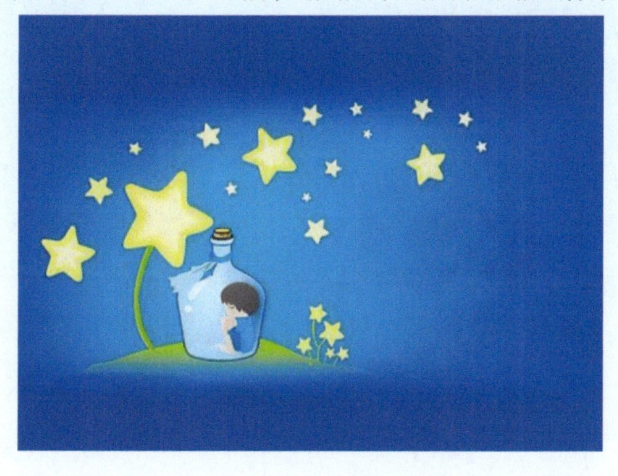

病率约为1%，超过1 000万人，其中14岁以下儿童及青少年超过250万人，学龄前儿童超过100万人，这些数据已接近许多国际高患病率数据，已成为严重的社会与家庭问题。

随着孤独症谱系障碍患病率的不断升高，我们身边也有越来越多的孤独症谱系障碍患者。因此，社会对此的关注度也在不断增加。从2008年起，每年的4月2日被确定为“世界孤独症日”，以增加人们对孤独症的认识，通过早期发现、早期诊断和早期治疗，让“星星的孩子”不再孤独。

3. 孤独症谱系障碍是由于父母不称职造成的吗?

在20世纪50年代，孤独症谱系障碍仍然被认为是精神疾病范畴，众多精神分析领域的专家都提出了各自关于精神异常方面的解释，其中最广为接受的观点是“冰箱妈妈”理论。该理论认为孤独症谱系障碍是由于患儿妈妈的冷漠造成的，是其早期给孩子造成的创伤应激障碍。直到20年后，这个荒谬的理论才被科学和事实推翻。

当前研究证实孤独症谱系障碍是一种发育性障碍，与父母教养方式无关。多年来，学者们一直在探讨孤独症谱系障碍的根源。然而，孤独症谱系障碍的确切病因及发病机制仍不清楚，目前的观点认为它是一个以遗传因素为主，由遗传因素和环境因素相互作用而导致的结果。

遗传因素目前是孤独症谱系障碍主要的发病因素。家系研究发现2%～5%的孤独症谱系障碍患儿的兄弟姐妹也会出现同样症状。分子遗传学发现与孤独症谱系障碍相关的致病基因有数百

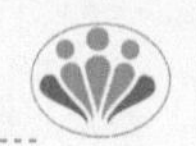

个，这些致病位点的突变类型多样，目前认为是多基因相互作用的结果。因此，遗传因素在孤独症谱系障碍的发病过程中起到重要的作用，是由多基因的相互作用所导致的。

环境因素包括多方面。其中最高危的因素包括两类：第一类是母亲自身因素，指怀孕时的年龄和某些代谢综合征，如慢性高血压、妊娠期高血压、先兆子痫及超重；第二类是妊娠期使用抗抑郁药。此外，父亲年龄过大、母亲患自身免疫性疾病也可能与后代患孤独症谱系障碍的风险相关。

4. 不会说话就是孤独症谱系障碍吗?

孤独症谱系障碍的核心症状包括社交沟通障碍、兴趣狭隘、行为重复刻板。值得注意的是，现在已将语言障碍从其核心症状中移除。虽然单纯的语言障碍不能考虑为孤独症谱系障碍，但大多数孤独症谱系障碍患者存在语言发育的问题。因此，在存在语言发育问题的前提下，也需要关注是否存在孤独症谱系障碍的症状。

要如何进行孤独症谱系障碍的诊断呢？目前常采用美国《精神障碍诊断与统计手册（第五版）》的诊断标准，概况如下：

① 社交障碍：在社交及情感的相互作用方面的缺陷；用于社交互动的非语言交流表现有缺陷；在发展、维持和理解社会关系上有缺陷。

② 受限、重复刻板的行为方式、兴趣、活动（表现为暂时或曾经有至少下面两项）：刻板或重复的动作、物体使用或语言；对统一性的坚持，对常规的固执，或语言/非语言行为的仪式化形式；高度受限、固定的兴趣，在强度或注意点上不同寻常；对感觉输入的高反应性或低反应性，或对环境在感觉方面有异常

兴趣。

③ 以上症状必须在早期发育阶段就出现。

④ 以上症状已经在社交、职业或其他重要功能方面引起明显的临床损害。

⑤ 这些症状不能更好地被智力障碍或广泛性发育障碍所解释。

需符合上述五条标准才能明确诊断。虽然孤独症谱系障碍有着共同的核心症状，但是其具体表现也呈现出多样化，需要进行长时间的跟踪随访。此外，孤独症谱系障碍也经常伴随着焦虑障碍、智力障碍、注意缺陷多动障碍、抽动障碍、癫痫等疾病，所以需要更进一步鉴别。

5. 如何在早期就能发现孤独症谱系障碍?

大多数孤独症谱系障碍患者的预后不佳，但早期治疗可以在很大程度上改善相关症状。所以对其的早期识别和早期诊断尤为重要。但由于孤独症谱系障碍的症状呈多样化，而且婴幼儿本身尚处于自我发育的过程中，因此早期识别存在相当大的难度。孤独症谱系障碍的筛查量表比较多，大多数需要专业人员进行评定。在此，推荐两个较为简明实用的筛查方法，作为早期识别的方案。

(1)“五不（少）”行为

① 不（少）看：目光接触异常，对视少或者没有目光交流。

② 不（少）应：叫名反应不敏感和缺乏共同注意。

③ 不（少）指：缺乏恰当的肢体动作，无法对感兴趣的东西提出请求。

④ 不（少）语：多数孤独症患儿存在语言发展延迟，所以

需要充分重视。

⑤ 不当行为：指不恰当的物品使用及相关的感知异常。

（2）儿童心理行为发育问题预警征象筛查表（表 13）

表 13　儿童心理行为发育问题预警征象筛查表

年龄	预警征象		年龄	预警征象	
3月龄	1. 对很大声音没有反应	□	6月龄	1. 发音少，不会笑出声	□
	2. 逗引时不发音或不会微笑	□		2. 不会伸手抓物	□
	3. 不注视人脸，不追视移动的人或物品	□		3. 紧握拳松不开	□
	4. 俯卧时不会抬头	□		4. 不能扶坐	□
8月龄	1. 听到声音无应答	□	12月龄	1. 呼唤名字无反应	□
	2. 不会区分生人和熟人	□		2. 不会模仿“再见”或“欢迎”动作	□
	3. 双手间不会传递玩具	□		3. 不会用拇、示指对捏小物品	□
	4. 不会独坐	□		4. 不会扶物站立	□
18月龄	1. 不会有意识地叫“爸爸”或“妈妈”	□	24月龄	1. 不会说 3 个物品的名称	□
	2. 不会按要求指人或物	□		2. 不会按吩咐做简单事情	□
	3. 与人无目光交流	□		3. 不会用勺吃饭	□
	4. 不会独走	□		4. 不会扶栏上楼梯/台阶	□
30月龄	1. 不会说 2～3 个字的短语	□	36月龄	1. 不会说自己的名字	□
	2. 兴趣单一、刻板	□		2. 不会玩“拿棍当马骑”等假想游戏	□
	3. 不会示意大小便	□		3. 不会模仿画圆	□
	4. 不会跑	□		4. 不会双脚跳	□

续表

年龄	预警征象		年龄	预警征象	
4岁	1. 不会说带形容词的句子	□	5岁	1. 不能简单叙说事情经过	□
	2. 不能按要求等待或轮换	□		2. 不知道自己的性别	□
	3. 不会独立穿衣	□		3. 不会用筷子吃饭	□
	4. 不会单脚站立	□		4. 不会单脚跳	□
6岁	1. 不会表达自己的感受或想法	□			
	2. 不会玩角色扮演的集体游戏	□			
	3. 不会画方形	□			
	4. 不会奔跑	□			

不同年龄段任何一条预警征象阳性，都提示有发育偏异的可能。

6. 孤独症谱系障碍患者需要做哪些训练？

根据评定结果，指导孤独症谱系障碍患儿及其家庭，制订适合患儿发展水平的个体化干预计划。孤独症谱系障碍的干预实施策略需要以社会交往作为训练的核心内容，以行为疗法为基本手段，结合结构化教育与随机化训练构建基本框架。其干预方案较多，在此推荐两种主流的干预方法。

（1）应用行为分析（applied behavior analysis，ABA）

ABA 采用行为主义原理，以正性强化、负性强化、区分强化、消退、分化训练、泛化训练、惩罚等技术为主，矫正孤独症患儿的各类异常行为，同时促进患儿各项能力的发展。

经典 ABA 的核心是行为回合训练法，主要步骤包括训练者

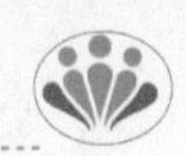

发出指令、患儿反应、训练者对反应做出应答和停顿。现代 ABA 在经典 ABA 的基础上融合其他技术，更强调情感与人际关系发展，根据不同目标采取不同的步骤和方法。

（2）早期介入丹佛模式（early start denver model，ESDM）

ESDM 是近年来在国际范围内被迅速推广和应用的一种早期综合干预模式。其特点是在自然场景下开展以人际关系为基础、以发育为框架的干预活动，并将行为干预技术融合其中。ESDM 干预过程中使用发育课程评估表，设定各发育年龄阶段需教授的技能，作为日常教学活动的导航标，同时配有一套基本教学流程，还提供教学准确度评估和资料收集系统，旨在保证不同干预者之间实施干预的一致性和可靠性。

ESDM 干预不需要某一特定场所，可以在诊室中，也可以在幼儿家里展开；可以由治疗团队训练，也可以由幼儿家人实施。因此，ESDM 更适用于孤独症谱系障碍患者的康复训练。

7. 孤独症谱系障碍可以用药物治疗吗？

孤独症谱系障碍目前尚无特效药物，但对于其伴发症状，如易激惹、自伤行为、注意缺陷多动障碍、胃肠道问题、睡眠问题等，可以使用特定药物进行干预，进而使孤独症谱系障碍的一些核心症状得到改善。

（1）易激惹、自伤行为

阿立哌唑可改善患儿的易激惹行为。常见的不良反应包括体重增加、嗜睡，还有颤抖等锥体外系反应。

利培酮可改善自伤、攻击性行为，改善睡眠状况，且能在一定程度上提升患儿的认知、语言能力。常见的不良反应有疲劳、嗜睡、遗尿，部分患儿有颤抖等锥体外系反应。

（2）共患注意缺陷多动障碍

注意缺陷多动障碍的常用药物有盐酸哌甲酯、盐酸托莫西汀。但对于孤独症谱系障碍共患注意缺陷多动障碍者，盐酸哌甲酯的疗效欠佳，其不良反应是出现激动情绪等反应的概率增加；盐酸托莫西汀适用于同时合并抽动、焦虑的症状，治疗有效率约为50%。

（3）共患胃肠道问题

孤独症谱系障碍多伴有胃肠道症状，可出现便秘、腹泻、食物过敏、不耐受、菌群失衡、某些营养元素缺乏和饮食结构单一等。目前在科学研究中有“菌-肠-脑轴”理论，认为菌群移植可以改善孤独症谱系障碍的核心问题，但此理论目前还处于探索阶段，尚缺乏足够的循证医学证据。

（4）共患睡眠问题

44%～83%的孤独症谱系障碍患儿共患睡眠问题。有研究表明褪黑素在治疗孤独症谱系障碍患儿的睡眠障碍方面有效，常用剂量为1～3 mg。其他有少量证据支持的药物包括利培酮、左旋肉碱、米氮平、可乐定等。目前的研究不支持补充维生素或其他物质对改善睡眠有效。

（5）潜在特效性药物

① 布美他尼：布美他尼用于孤独症谱系障碍的治疗目前尚处于临床研究阶段。由于布美他尼本身作为利尿剂、降压药使用，所以会给人体带来一些风险，如尿量增多、低钾、高尿酸等。

② 催产素：有多篇研究报道鼻喷催产素可以改善孤独症谱系障碍的核心症状，但目前仍需要进一步的深入研究来严密论证其有效性。

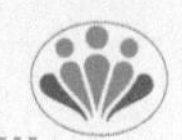

8. 如何在家进行孤独症谱系障碍的干预?

孤独症谱系障碍需要康复场所和家庭的共同努力来治疗。常规的康复训练方案，如 ABA、孤独症以及相关障碍患儿的治疗教育课程等都可以在家庭中实施。而且家长和孩子在训练的时候可以进一步增进亲子关系，更容易建立配合与信任，也更有助于开展康复训练。

在家庭干预中，还需要创造一个良好的学习环境和生活氛围，具体如下。

（1）环境的结构化

家庭内部区域：按功能划分不同区域，如学习区、进餐区、休闲区、自由活动区等，在每个区域做相对应的事情，帮助孤独症谱系障碍儿童建立规则感。

户外区域：包括小区内部、儿童游乐场、公园和动物园等。设计各类亲子活动，包括物品游戏（搭积木、汽车等）、社交游戏（躲猫猫、挠痒痒、举高高、讲故事等）以及外出游玩（逛公园等）等提高儿童的社交沟通能力。

（2）视觉提示策略

借助图片等工具来标明功能区域和物品使用说明，帮助儿童借助视觉功能来理解并接受外界环境信息，增加他们对环境的熟悉度，降低高敏感性。

（3）时间程序表

使用时间程序表是让儿童了解一天内的活动安排和活动的变更，引导儿童了解学习、活动的先后顺序和时间安排。也可通过改变时间表的顺序，锻炼儿童的灵活性。

（4）体育锻炼

增加户外活动和体育锻炼的时间，如拍球、游泳等，不仅能增强孩子的体质，还能发展孩子的身体协调能力。

9. 学龄期孤独症谱系障碍患者应该去康复还是去上学？

按照全人发展的观点来说，随着儿童年龄的增长，康复的权重也要随之减少，相应地，教育所占的比例要越来越大。而对于学龄期（6~7周岁至12~13周岁）儿童来说，学校教育将成为更重要的方面，而此时的康复治疗应该为学校教育服务，作为次重要的方面。

对于孤独症谱系障碍儿童来说，虽然已到达了学龄期，但是其个人发育能力尚未达到同龄儿童水平。需要根据儿童的实际能力选择合适的教育场所，比如是到普通学校上学，还是到特殊学校上学。一般来说，家长们希望他们的子女能够去普通学校上学。在上学之前，需要着重训练以下几个方面的能力。

（1）具备一定的生活自理能力

在上学前需要做好日常生活自理能力的训练，尽可能地实现儿童独立就餐、如厕，做好个人的基本卫生，保持良好的行为习惯，以帮助儿童快速地融入学校集体环境。

（2）消除严重的问题行为

学校集体环境较为多样化。儿童入学之前需要有一定的情绪控制能力，特别是需要消除自伤或伤害他人的行为，不会轻易出现大喊大叫、破坏物品等问题行为，可以长时间保持情绪稳定。

（3）理解并能遵守学校制定的基本校园规则

在校期间，需要遵守基本校园规则，可以按照上课铃声进入教室。在课堂上，保持安静，不影响他人，可以听从老师的简单

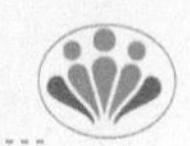

指令。

每个孤独症谱系障碍儿童的情况都是独特的，因此教育和康复治疗方案同样需要多样化，根据儿童的具体情况选择合适的学校，旨在让学龄期儿童得到更多的教育和治疗。

10. 孤独症谱系障碍患者的父母如何自我调节？

作为孤独症谱系障碍儿童的父母，做好自我调节和情绪管理非常重要。以下是一些建议，以帮助父母在面对挑战时保持平衡和积极的心态。

（1）寻求情感支持

与其他有同样经历的家长交流，可以加入互助分享群，以获得经验分享、情感支持和实用建议，从而感受到被理解和减轻压力。

（2）自我关怀

照顾自己的身体和心理健康至关重要。首先要确保有足够的休息和睡眠，保持健康的饮食习惯，并寻找到适合自己放松和缓解压力的方法，如运动、冥想、阅读等。

（3）接纳情绪

允许自己感受和表达情绪，同时理解并接纳自己的情绪，要知道存在情绪波动是正常现象，从而更好地处理和应对压力。

（4）寻找时间和空间

为自己创造一些私人的时间和空间，让自己有机会放松、重新充电和追求自己的兴趣爱好。这有助于缓解压力并提高自我满足感。

（5）寻求专业支持

当您感到无法独自应对困境或情绪困扰过于沉重时，寻求专业的心理咨询或心理治疗是很有必要的。专业人士可以提供指导、支持和应对策略。

（6）接纳自己和孩子

接纳自己和孩子的独特性，并不断学习和适应。了解孤独症谱系障碍的特点，与孩子建立良好的亲子关系，寻找适合他们的支持和教育方式。

每个家庭、每位父母都有不同的情况和需求，因此自我调节的方法可能因人而异。但重要的是找到适合自己的方式，并寻求支持和帮助，以保持身心健康和积极的心态。

第五章　疫苗接种

1. 宝宝为什么需要接种疫苗?

很多家长在为孩子办理入托、入学准备的时候发现，有一项重要的工作是进行预防接种证的查验。根据相关的法律规定：儿童在入托、入学时，托幼机构、学校应当查验预防接种证，若发现未按照规定接种免疫规划疫苗的情况，应当向儿童居住地或者托幼机构、学校所在地承担预防接种工作的接种单位报告，并配合接种单位督促其监护人按照规定补种。

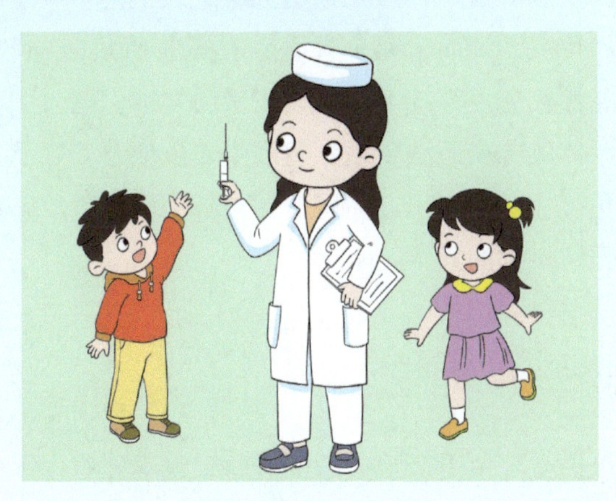

预防接种证查验的目的是通过开展儿童入托、入学预防接种证查验，及时发现适龄儿童的疫苗漏种情况，从而开展补种工作，这是预防传染病在校园内暴发流行的有效措施。

疫苗是保护宝宝健康的重要工具。它们是由毒性微弱或灭活的病原体制成的，通过激发宝宝的免疫系统产生抗体，从而在面对真正的病原体时提供保护。疫苗的工作原理类似于训练军队，使其能够迅速识别和击败入侵的敌人。

疫苗按制备方法可分为灭活疫苗、减毒活疫苗和重组亚单位疫苗等多种。按是否为国家免疫规划，疫苗又可分为两类。第一类是国家免疫规划接种疫苗，包括卡介苗、乙肝疫苗、麻疹疫苗、脊髓灰质炎疫苗、百白破疫苗、乙脑疫苗等。第二类是非免疫规划疫苗，一般需要自费接种，常见的有流感嗜血杆菌疫苗、肺炎疫苗、水痘疫苗、轮状病毒疫苗、EV71 疫苗（手足口病疫苗）等。每种疫苗都有其特定的制备方法，但它们共同的目标是激发宝宝的免疫系统产生抗体，以对抗潜在的疾病威胁。

疫苗接种是保护儿童健康的重要措施，有效预防了许多严重传染病的发生。儿童接种疫苗通过帮助免疫系统建立对病原体的防御，减少疾病的发生，为儿童的健康成长奠定坚实基础。

儿童的免疫系统尚未完全发育，在抵抗疾病方面较为脆弱。疫苗接种能够在免疫系统未遭受真正威胁之前，通过引入微弱或灭活的病原体成分来刺激免疫系统产生免疫应答。当真正遭遇病原体时，免疫系统能够迅速应对，降低感染风险，减轻疾病症状，甚至预防疾病的发生。

2. 常见的儿童疫苗有哪些?

为了保护宝宝免受严重疾病的威胁，医学界研发了针对不同病原体的多种疫苗。以下是一些常见的儿童疫苗。

乙肝疫苗：有助于预防乙肝病毒的传播。在医院分娩的新生儿由出生的医院为其接种第 1 剂，随后由辖区接种单位完成后续剂次接种。对危重症新生儿，应在生命体征平稳后尽早接种第 1 剂。

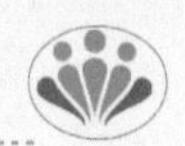

卡介苗：可有效预防结核病，特别是结核性脑膜炎和严重结核病。接种后一般无全身反应，局部反应轻微。接种后2～3周，在接种局部可见红肿硬结，然后逐渐软化形成小脓疱，一般持续8～12周后结痂，这是局部正常反应。

百日咳、破伤风和白喉疫苗：这种联合疫苗可以预防百日咳、破伤风和白喉等疾病。百日咳会引起严重的咳嗽，而破伤风和白喉则可能导致严重的呼吸问题。

脊髓灰质炎疫苗：这种疫苗可以保护宝宝免受脊髓灰质炎病毒感染，感染该病毒可能导致肌肉无力和瘫痪。

麻疹、腮腺炎和风疹疫苗：这种联合疫苗可以预防麻疹、腮腺炎和风疹等疾病。其中，麻疹会导致高热和皮疹，腮腺炎可能引发腮腺肿胀，而风疹可能影响孩子的健康。

流感疫苗：可以预防季节性流感，避免出现高热、咳嗽和疲劳等症状。

水痘疫苗：可以预防水痘传染病，通常伴有皮疹和瘙痒。部分地区对2017年1月1日起出生的宝宝可免费接种。

13价肺炎疫苗（出生后6周开始接种）：本疫苗属于非免疫规划疫苗，公民自愿自费接种。已知肺炎球菌有90余种血清型，13价肺炎球菌多糖结合疫苗能有效预防其中13种主要流行的肺炎球菌引起的侵袭性疾病，如肺炎球菌血清型1、3、4、5、6A、6B、7F、9V、14、18C、19A、19F和23F引起的侵袭性疾病。

及时接种这些疫苗能为宝宝建立强大的免疫系统，降低感染这些疾病的风险。请在医生的指导下，根据疫苗接种时间表，确保宝宝适时得到疫苗接种。

3. 你知道儿童疫苗接种时间表吗？

儿童在达到相应剂次疫苗的接种年龄时，应尽早接种。建议在以下推荐的年龄之前完成国家免疫规划疫苗的相应剂次接种。

① 乙肝疫苗第 1 剂：出生后 24 小时内完成。

② 卡介苗：小于 3 月龄完成。

③ 乙肝疫苗第 3 剂，脊髓灰质炎疫苗第 3 剂，百白破疫苗第 3 剂，麻疹、流行性腮腺炎、风疹疫苗第 1 剂，乙脑减毒活疫苗第 1 剂或乙脑灭活疫苗第 2 剂：小于 12 月龄完成。

④ A 群流脑多糖疫苗第 2 剂：小于 18 月龄完成。

⑤ 麻疹、流行性腮腺炎、风疹疫苗第 2 剂，甲肝减毒活疫苗或甲肝灭活疫苗第 1 剂，百白破疫苗第 4 剂：小于 24 月龄完成。

⑥ 乙脑减毒活疫苗第 2 剂或乙脑灭活疫苗第 3 剂，甲肝灭活疫苗第 2 剂：小于 3 周岁完成。

⑦ A 群 C 群流脑多糖疫苗第 1 剂：小于 4 周岁完成。

⑧ 脊髓灰质炎疫苗第 4 剂：小于 5 周岁完成。

⑨ 白破疫苗、A 群 C 群流脑多糖疫苗第 2 剂，乙脑灭活疫苗第 4 剂：小于 7 周岁完成。

如果儿童未按照上述推荐的年龄及时完成接种，应根据补种通用原则和每种疫苗的具体补种要求尽早进行补种。

疫苗接种需要遵循国家免疫规划疫苗儿童免疫程序表（2021 年版），以确保宝宝在关键时期获得保护（表 14）。接种时间表是根据科学研究和流行病学数据制定的，旨在最大限度地降低儿童感染疾病的风险。此外，国家免疫规划疫苗接种的技术不断发展和完善，因此需要接种前与所在地接种门诊的工作人员沟通，确认接种要求，使宝宝能够安全、精准的接种。

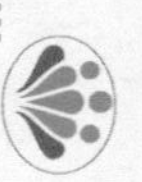

表 14　国家免疫规划疫苗儿童免疫程序表(2021 年版)

可预防疾病	疫苗种类	接种途径	剂量	英文缩写	接种年龄														
					出生时	1月龄	2月龄	3月龄	4月龄	5月龄	6月龄	8月龄	9月龄	18月龄	2岁	3岁	4岁	5岁	6岁
乙型病毒性肝炎	乙肝疫苗	肌内注射	10 μg 或 20 μg	HepB	1	2					3								
结核病[1]	卡介苗	皮内注射	0.1 mL	BCG	1														
脊髓灰质炎	脊灰灭活疫苗	肌内注射	0.5 mL	IPV			1	2											
	脊灰减毒活疫苗	口服	1 粒或 2 滴	bOPV					3								4		
百日咳、白喉、破伤风	百白破疫苗	肌内注射	0.5 mL	DTaP				1	2	3				4					
	白破疫苗	肌内注射	0.5 mL	DT															5
麻疹、风疹、流行性腮腺炎	麻腮风疫苗	皮下注射	0.5 mL	MMR								1		2					
流行性乙型脑炎[2]	乙脑减毒活疫苗	皮下注射	0.5 mL	JE-L								1			2				
	乙脑灭活疫苗	肌内注射	0.5 mL	JE-I								1、2			3				4

续表

可预防疾病	疫苗种类	接种途径	剂量	英文缩写	接种年龄														
					出生时	1月龄	2月龄	3月龄	4月龄	5月龄	6月龄	8月龄	9月龄	18月龄	2岁	3岁	4岁	5岁	6岁
流行性脑脊髓膜炎	A群流脑多糖疫苗	皮下注射	0.5 mL	MPSV-A							1		2						
	A群C群流脑多糖疫苗	皮下注射	0.5 mL	MPSV-AC												3			4
甲型病毒性肝炎[3]	甲肝减毒活疫苗	皮下注射	0.5 mL或1.0 mL	HepA-L										1					
	甲肝灭活疫苗	肌内注射	0.5 mL	HepA-I										1	2				

注：1．主要指结核性脑膜炎、粟粒性肺结核等。

2．选择乙脑减毒活疫苗接种时，采用两剂次接种程序。选择乙脑灭活疫苗接种时，采用四剂次接种程序；乙脑灭活疫苗第1、2剂间隔7～10天。

3．选择甲肝减毒活疫苗接种时，采用一剂次接种程序。选择甲肝灭活疫苗接种时，采用两剂次接种程序。

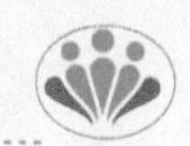

4. 到哪里去接种疫苗?

接种单位必须为区县级卫生计生行政部门指定的预防接种单位，并具备《疫苗储存和运输管理规范》规定的冷藏设施、设备和冷藏保管制度，按照要求进行疫苗的领发和冷链管理，以保证疫苗质量。

如果是刚出生的新生儿，并且没有接种禁忌证，一般是在出生的医院接种第一针乙肝疫苗和卡介苗。其他疫苗，比如国家规定的免疫规划疫苗或者非免疫规划疫苗，可以选择在疾病控制中心、卫生院、社区卫生服务中心（站）等指定接种单位接种，注意查看当地相关要求，部分疫苗可能需要在官网、公众号或者通过电话预约。

为了保证预防接种质量，接种时家长需带上儿童的预防接种本，到当地指定的接种单位（接种点、接种门诊）接种疫苗。无论是常住户口还是暂住户口，家长应按时带孩子到当地预防接种门诊进行接种，外来儿童同样享有政府免费提供的计划免疫内疫苗接种的权利。

5. 疫苗接种前需要做哪些准备?

接种前，请家长们携带相关证件到常住地指定医疗机构，及时为0～6岁儿童建立预防接种证和预防接种卡（簿）等儿童预防接种档案。

预防接种单位将采取预约、通知单、电话、手机短信等方式告知接种疫苗的种类、时间、地点和相关要求。常住地接种单位的工作人员对辖区内儿童的预防接种卡（簿）进行定期核查和整理，查漏补缺，并及时进行补种。

到达接种单位后，接种工作人员会查验儿童的预防接种证（卡、薄）或电子档案信息，核对受种者姓名、性别、出生日期及接种记录，确定本次受种对象和接种疫苗的品种。工作人员会询问受种者的健康状况以及接种禁忌等，告知受种者或者其监护人有关接种疫苗的品种、作用、禁忌、不良反应以及注意事项，信息可采用书面或/和口头的形式传达，并如实记录告知和询问的情况。

接种工作人员在接种操作时需要进行“三查七对”，确认无误后予以预防接种。三查：检查受种者健康状况和接种禁忌证，查对预防接种卡（簿）与儿童预防接种证，检查疫苗、注射器外观与批号、有效期；七对：核对受种者姓名、年龄、疫苗品名、规格、剂量、接种部位、接种途径。

6. 如何应对儿童在接种疫苗后的不适反应?

儿童在接种完疫苗后还需要留院观察 30 分钟左右。如发现疑似预防接种异常反应，接种人员应按照相关工作要求进行处理和报告。在婴幼儿接种疫苗后，回家的路上避免将其抱得太紧，防止因挤压造成窒息，接种疫苗的婴幼儿当天不宜洗澡。

（1）儿童接种疫苗后的常见不良反应

发热：接种后出现轻微发热是正常现象，通常会在接种后的 1 ~ 2 天内自行消退。家长可以用温水擦拭宝宝的额头、背部和四肢，保持室内的舒适温度，让宝宝多喝水。

红肿和疼痛：接种部位可能出现轻微的红肿和疼痛，这是免疫系统对疫苗的反应。可以给宝宝使用冰袋或湿毛巾进行冷敷，缓解不适。

食欲不振：有些儿童在接种后可能出现暂时的食欲不振，这是正常的生理反应。家长不必过于担心，继续提供均衡的饮食，确保宝宝摄入足够的营养。

（2）儿童疫苗接种的禁忌证和相对禁忌证

在某些情况下，儿童可能存在疫苗接种的禁忌证或相对禁忌证，可能需要推迟或避免接种某些疫苗。

禁忌证：禁忌证是指绝对不宜接种某种疫苗的情况。举例来说，如果儿童曾经出现过严重过敏反应，或者存在严重免疫系统问题，可能会被认定为疫苗的禁忌证。医生会根据宝宝的健康状况进行评估和判断。

相对禁忌证：相对禁忌证是在特定情况下可能会考虑推迟接种的情况。例如，如果宝宝正在患热病或急性疾病，医生可能会建议推迟接种，以避免相关不良反应对健康的影响。

了解不良反应和禁忌证的信息对于正确处理接种过程中可能会遇到的接种问题至关重要。如果家长对宝宝的健康状况有疑虑，应随时咨询医生以获取专业的建议。

7. 疫苗接种部位红肿该如何处理?

（1）接种部位：婴儿接种疫苗一般在皮内、皮下、肌内等部位进行。每种疫苗的接种部位可能会不同，建议根据疫苗种类、药品说明书来确定接种疫苗的部位。

① 皮内注射：卡介苗常选择皮内注射。皮内注射常选用上臂三角肌中部略下处，因为该处皮肤相对比较娇嫩，不容易被摩擦，容易观察过敏反应等。

② 皮下注射：麻疹疫苗等常选择皮下注射。皮下注射常选用上臂三角肌下端，该处药物吸收比较缓慢，皮下注射适用于药

效需要缓慢发挥作用且刺激性比较小的疫苗。

③ 肌内注射：肌内注射常选用上臂三角肌、大腿前外侧肌肉等部位。由于比较瘦弱的婴幼儿上臂三角肌发育不完善，为了避免发生损伤，一般选择大腿前外侧进行肌内注射。刺激性比较强的疫苗，如乙肝疫苗、卡介苗等一般选择肌内注射。

除了以上接种方式外，部分疫苗还可以通过口服接种，比如轮状病毒疫苗、口服脊髓灰质炎疫苗等。在接种疫苗后，家长应带婴儿在医院留观半小时。婴儿接种疫苗后需要注意保护创面，如果接种部位出现红肿、浸润、化脓等症状，需要及时到医院小儿感染科就诊，及时查明原因，并进行治疗。

（2）处理方式

注射疫苗部位的红肿可以通过饮食调理、物理缓解、外用药物进行缓解。

① 饮食调理：注射疫苗的部位出现红肿属于正常接种反应。如果红肿的直径小于 1.5 mm，可以不进行特殊处理，不要让患处沾水，也不要吃辛辣刺激性食物，多吃清淡有营养的饮食，比如膳食纤维和蛋白质等。

② 物理缓解：如果红肿的直径在 1.5 ~ 3 mm 之间，可以使用热敷的方式缓解，比如用毛巾蘸取热水或用热水袋等，直接敷于红肿的部位，可以促进局部的血液循环，有效缓解红肿。使用热毛巾或热水袋时，要注意温度，一般控制在 50 ~ 60 ℃ 较为合适，以免烫伤皮肤，加重红肿的现象。

③ 外用药物：如果红肿部位的直径大于 3 mm，可以在局部用生理盐水冲洗、碘伏消毒等方式处理，同时在医生的指导下使用红霉素软膏等抗炎药物涂抹。

接种疫苗后要注意休息，尽量不要做剧烈运动，以免加重红肿。在以上所述处理方式效果不明显的情况下，应尽早前往医院

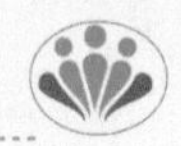

就诊，通过检查确诊后，及时接受治疗。

8. 疫苗需要补种吗?

对不同疫苗的接种间隔有特定规定，两种及以上注射类减毒活疫苗如果未同时接种，应间隔不小于 28 天再进行接种。国家免疫规划使用的灭活疫苗和口服类减毒活疫苗，如果与其他灭活疫苗、注射或口服类减毒活疫苗未同时接种，对接种间隔不做限制。

很多宝宝可能因为生病、外出等特殊原因而造成疫苗迟种或漏种，那么免疫规划疫苗如何进行补种呢？以下是免疫规划疫苗的补种原则。

① 若首针未及时接种，应尽早接种，可直接补种；但是对于 4 岁及以上的儿童，卡介苗不予补种。

② 对于未完成全程免疫程序者，需尽早补种，补齐未接种剂次。

③ 在补种之前，向医生进行咨询至关重要，不同类型疫苗的每剂之间相隔时间要求不同。如目前乙肝疫苗第 2 剂与第 1 剂间隔应不小于 28 天，第 3 剂与第 2 剂间隔应不小于 60 天，第 3 剂与第 1 剂间隔不小于 4 个月；百白破联合疫苗对于 3 月龄到 5 周岁未完成 DTaP 规定剂次的儿童，需补种未完成的剂次，前 3 剂每剂间隔不小于 28 天，第 4 剂与第 3 剂间隔不小于 6 个月；等等。补种要依据每种疫苗的补种原则进行操作。

疫苗接种不仅仅是保护个体健康的手段，还是防止疾病在社区中传播的重要措施。当足够大比例的人口接种疫苗后，可以达到集体免疫的效果，从而使整个社区中的疾病传播风险降低。

集体免疫是一种群体中大多数人都对某种疾病具有免疫保护

的情况。这种现象可以帮助那些无法接种疫苗的人，比如免疫系统较弱的个体，使其免受疾病的侵害。通过接种，不仅宝宝得到了保护，整个社区的健康安全也得到了保障。

9. 特殊情况下的疫苗接种应如何应对?

儿童疫苗接种是一个广泛而综合的过程，但在某些特殊情况下，需要根据宝宝的健康状况、生活环境等因素制订个性化的接种计划。这有助于确保宝宝在各种情况下都能获得适当的免疫保护。

（1）高风险儿童的疫苗接种

一些儿童由于特殊健康状况，可能面临更高的感染风险，例如早产儿、过敏等。对于这些高风险儿童，医生会根据宝宝的具体情况制订个性化的疫苗接种计划。他们可能需要在更早的时间接种某些疫苗，以确保尽早建立免疫保护。

（2）特殊情况下的接种计划和建议

在特殊情况下，可能需要调整疫苗接种计划。例如，如果宝宝患有严重的慢性疾病，或正在接受免疫抑制治疗，医生可能会推迟或调整某些疫苗的接种时间，以避免对健康造成不利影响。

（3）国际旅行与疫苗接种

出国旅行是一个特殊的情况，宝宝可能会面临不同地区的疫情和疾病威胁。在计划国际旅行时，父母应咨询医生，了解目的地的疫情情况和建议的疫苗接种内容，以便制订合适的接种计划。

同时，国际旅行还需要提前办理国际疫苗接种证明。这是进入某些国家的必要文件，证明宝宝已经接种了必要的疫苗，从而保护自己和他人免受疾病的威胁。

（4）家庭中的接种计划

家庭中可能有多个孩子，每个孩子的年龄和健康状况都有所不同。因此，家长可根据每个孩子的情况制订合理的二类疫苗接种计划，确保他们都能在适当的时候获得免疫保护。

编后语

母婴健康作为家庭幸福的基石和社会健康发展的重要指标，其重要性不言而喻。新生命的降临，承载着家庭的希望与梦想，亦是对社会未来的投资。健康的母亲与婴儿，意味着减少医疗负担、增进社会福祉。苏州工业园区在2023年率先落地了“生育友好促进中心”，旨在通过探索妇幼卫生服务“生育友好”新模式，缓解社会生育焦虑，提升生育意愿，协力打造生育友好型社会。作为“生育友好促进中心”的重要工作内容，我们围绕我国居民的主要母婴健康问题，从生理、病因、预防、诊断、治疗和预后等方面开展科普。提高母婴健康水平，保障母婴安全，是我们公共卫生工作者共同的责任和使命，正是在这样的背景下，《母婴保健——健康领域的揭幕战》一书应运而生。本书集结了众多专家的智慧，参考了最新的循证医学证据和临床指南，配合卡通图解，以深入浅出的方式向读者阐释了母婴保健知识，旨在帮助读者提高对母婴健康的认知，增强读者的健康意识与自我健康管理能力，推动“做自己健康第一责任人”理念的落实。

更为重要的是，本书旨在传递一个核心信息：在母婴健康领域，知识就是力量。希望每位读者在阅读本书的过程中，都能深刻体会到，无论是作为父母、亲友，还是医务工作者，我们都有责任和义务为母婴健康贡献力量。通过学习新知识、提高自我防护意识、支持和鼓励周围的人，我们都能在这场“揭幕战”中发挥重要作用。

最后，感谢您选择本书，希望它能为您和您的家庭带来帮助。让我们携手努力，为母婴健康的未来奠定坚实基础，愿每个母亲和婴儿都能拥有健康与幸福。

苏州工业园区生育友好促进中心

《母婴保健——健康领域的揭幕战》编写组